临床医学诊疗与医学影像技术

主　编　孙风华　陈金华　叶少辉

汕头大学出版社

图书在版编目（CIP）数据

临床医学诊疗与医学影像技术 / 孙风华，陈金华，
叶少辉主编. -- 汕头 ：汕头大学出版社，2022.1
　　ISBN 978-7-5658-4597-0

　　Ⅰ．①临… Ⅱ．①孙… ②陈… ③叶… Ⅲ．①临床医
学②影像诊断 Ⅳ．①R4②R445

　　中国版本图书馆CIP数据核字(2022)第016081号

临床医学诊疗与医学影像技术
linchuang yixue zhenliao yu yixue yingxiang jishu

主　　编：孙风华　陈金华　叶少辉
责任编辑：邹　峰
责任技编：黄东生
封面设计：梁　凉
出版发行：汕头大学出版社
　　　　　广东省汕头市大学路243号汕头大学校园内 邮政编码：515063
电　　话：0754-82904613
印　　刷：廊坊市海涛印刷有限公司
开　　本：710mm×1000 mm 1/16
印　　张：10.5
字　　数：170 千字
版　　次：2022 年 1 月第 1 版
印　　次：2023 年 1 月第 1 次印刷
定　　价：198.00 元
is Bn 978-7-5658-4597-0

前 言

随着医学科学技术的飞速发展，新理论、新技术、新方法不断在医学领域得到广泛推广与应用。为适应临床应用和学科发展的需求，我们组织了一批具有丰富临床经验的业务骨干，在广泛参考国内外最新文献资料的基础上，结合各自的临床经验和业务专长编写了《临床医学诊疗与医学影像技术》一书。

本书在编写过程中注重临床医学基础理论和操作方法的介绍，注重理论与临床实践相结合。全书内容包括呼吸系统疾病、心肌系统疾病、肝胆胃肠超声诊断、计算机体层成像。

临床医学发展非常迅速，还有待于医学界同道对临床诊疗和影像技术共同研究和探讨。由于我们的学识和经验有限，书中存有不妥之处，敬请广大读者批评指正。

目录

第一章　呼吸系统疾病

第一节　上呼吸道感染

上呼吸道感染（URTI，简称上感），是由各种病原体感染引起的鼻、咽或喉部急性炎症的总称，包括普通感冒（又称急性鼻咽炎）、急性鼻窦炎、扁桃体炎、咽炎、喉炎、会厌炎等各种症候群。病原体以病毒多见，其次为细菌感染，但近年来衣原体及支原体等非典型病原体的患病率呈逐年增加趋势。发病不分年龄、性别、职业和地区，年老体弱者和儿童、免疫功能低下者易患本病，受凉、劳累为常见诱因。通常绝大多数病患具有自限性，一般预后良好，5～7日痊愈，但极少数可发生严重并发症而危及生命。由于发病率高，不仅影响工作和生活，有时还可伴有严重并发症，并具有一定的传染性，应积极防治。

一、诊断

（一）临床表现

1.症状

（1）全身症状：畏寒、发热、头痛、疲乏等。

（2）局部症状：鼻部症状包括打喷嚏、鼻塞和流涕（初为浆液性，后为浑浊脓性）；咽、喉部症状包括咽干、咽痒或灼热感，声音嘶哑，咳嗽或胸骨后疼痛等。

2.体征

（1）全身检查：体温、脉搏、呼吸、血压、神志、体位、皮肤及全身系统检查。

（2）专科检查：检查鼻咽腔黏膜、扁桃体、咽喉部、颌下淋巴结等。临床体征可表现为鼻咽腔充血水肿及分泌物；扁桃体肿大充血，表面可见黄色点状脓性分泌物；喉部水肿及颌下淋巴结肿大、压痛等。

（二）实验室及其他辅助检查

1.血液检查

白细胞计数及分类。在病毒感染时周围血白细胞计数正常或偏低，淋巴细胞比值升高；细菌感染时白细胞计数增高，中性粒细胞比值升高，并有核左移。

2.病原学检查

根据病原学作出病因诊断，但一般情况下无须明确病原学检查。以病毒多见，占 70% ～ 80%，主要包括流感病毒、副流感病毒、呼吸道合胞病毒、腺病毒、鼻病毒、埃可病毒、柯萨奇病毒、麻疹病毒和风疹病毒等；细菌感染占 20% ～ 30%，以溶血性链球菌最为多见，其次为流感嗜血杆菌、肺炎球菌和葡萄球菌等，偶见革兰阴性杆菌。近年来衣原体及支原体等非典型病原体的患病率呈逐年增加趋势。

（1）病毒分离和病毒抗体检测。

（2）细菌培养。

3.胸部 X 线检查

阴性。

（三）鉴别诊断

1.过敏性鼻炎

过敏性鼻炎起病急骤，常表现为鼻黏膜充血和分泌物增多，伴有突发的连续喷嚏、鼻痒、鼻塞、大量清涕，无发热，咳嗽较少。多由过敏因素如螨虫、灰尘、动物毛皮、低温等刺激引起。

2.流行性感冒

流行性感冒病原体为流感病毒，可散发或小规模流行，常引起大流行或中小流行，潜伏期多为 2 ～ 4 天，起病急。典型的临床特征是急起高热、明显乏力，全身肌肉酸痛，而鼻塞、流涕和喷嚏等上呼吸道卡他症状相对较轻，秋冬季节高发；流感病毒核酸检测、流感病毒快速抗原检测阳性或流感病毒分离培养检测病毒，可供鉴别诊断，见下表 1-1。

表 1-1　普通感冒和流行性感冒的鉴别要点

项别	普通感冒	流感
症状范围	卡他和鼻咽部症状重	全身症状重而卡他症状轻
起病	较缓	急骤
发热	低 - 中热	常高热（＞38.5℃）
临床表现	鼻塞、流涕、咽痛、乏力	寒战、头痛、全身痛、肌痛
严重程度	轻	重
并发症	少，偶并发鼻窦炎	肺炎
传染性	弱，无明显的流行性	流行季节，流行病学调查
病毒及抗体检测	—	早期核酸快速检测，恢复期抗体检测阳性

3.急性气管 / 支气管炎

主要表现为咳嗽咳痰，鼻部症状较轻，血白细胞计数升高，X 线胸片常见肺纹理增强。

二、治疗

目前尚无特效抗病毒药物，以对症处理为主，同时戒烟（包括二手烟）、避免寒冷刺激、注意休息、多饮水，饮食富含高维生素，保持室内空气流通。

（一）对症治疗

头痛、发热可应用解热镇痛类药物（如口服阿司匹林，消炎痛，去痛片等）。对于有流涕、鼻塞、喷嚏症状的患者给予伪麻黄碱治疗，可以减轻鼻部充血。

（二）抗病毒药物治疗

抗病毒药物治疗如无发热、免疫功能正常、发病超过 2 天一般无须应用。对于免疫缺陷患者可早期常规应用，利巴韦林有较广的抗病毒谱，奥司他韦对流感病毒（尤其是甲型流感病毒）有较强的抑制作用。

（三）抗菌药物治疗

有细菌感染证据支持时（外周血白细胞升高、咽部脓苔、脓性痰、流脓涕等），可根据当地流行病学史和经验用药，选择青霉素、头孢菌素或喹诺酮类药物。

第二节　支气管哮喘

支气管哮喘（简称哮喘）是一种以慢性气道炎症为特征的异质性疾病。其临床表现为反复发作的喘息、气急、胸闷或咳嗽等症状，常在夜间及凌晨发作或加重，多数患者可自行缓解或经治疗后缓解，同时伴有可变的呼气气流受限和气道高反应性。随着病程的延长可导致一系列气道结构的改变，即气道重塑。

哮喘是一种较为常见的慢性气道疾病，近年来其发病率逐年上升。在我国，由于该疾病知晓率及就诊率低、治疗不规范、患者依从性差等原因，致使哮喘患者的症状控制率低，哮喘总体控制水平极不理想。

一、诊断

（一）临床表现

1. 症状

发作性喘息、气急、呼吸困难，伴或不伴有胸闷或咳嗽，夜间及晨间多发。症状的具体表现形式和严重程度具有随时间而变化的特点，并常伴有可变的呼气气流受限，多与接触变应原、冷空气、物理或化学刺激、病毒性上呼吸道感染及运动有关。上述症状可经治疗缓解或自行缓解。

2.体格检查

发作时双肺可闻及散在或弥漫性哮鸣音，呼气相延长，但在轻度哮喘或非常严重哮喘发作时哮鸣音可不出现。严重哮喘患者可出现心率增快、奇脉、胸腹反常运动、发绀或意识模糊。

（二）实验室及其他辅助检查

1.血常规、痰液嗜酸性粒细胞检查

多数哮喘患者诱导痰中嗜酸性粒细胞计数增高，且与哮喘症状相关。部分患者外周血嗜酸性粒细胞计数增高，可作为诱导痰中嗜酸性粒细胞的替代指标。

2.动脉血气分析

哮喘急性发作时可出现低氧血症，可伴过度通气（$PaCO_2$ 降低、呼吸性碱中毒）。病情进一步发展可有 $PaCO_2$ 升高，此时提示病情严重。

3.呼吸功能检查（气流受限的客观检查）

临床上常以下列检查来判断有无可逆性气流受限，即气道高反应性。

（1）支气管舒张试验：吸入 β_2 受体激动剂后 1 秒用力呼气容积（FEV_1）增加 12% 以上，且 FEV_1 绝对值增加 > 200mL 为阳性。

（2）呼气峰流速（PEF）变异率：平均每日昼夜变异率（至少连续 7 天每日 PEF 昼夜变异率之和 /7）> 10%，为阳性，见公式 1-1；或 PEF 周变异率 [（2 周内最高 PEF 值－最低 PEF 值）/（2 周内最高 PEF 值＋最低 PEF 值）× 1/2] > 20%，为阳性，见公式 1-2。

$$PEF 日均昼夜变异率＝至少连续 7d 每日昼夜变异率之和 /7 \qquad (1-1)$$

$$PEF 周变异率＝[（2 周内最高 PE 值－最低 PEF）/（2 周内最高 PE 值＋最低 PEF）× 1/2] × 100 \qquad (1-2)$$

（3）支气管激发试验阳性。

4.胸部 X 线检查（胸片或胸部 CT）

两肺过度通气状态，透亮度增加；同时注意有无肺不张、气胸或肺炎等并发症的存在。

（三）诊断标准

1. 典型哮喘的诊断标准

符合上述症状和体征，同时具备气流受限客观检查中的任一条，并除外其他疾病所引起的喘息、胸闷及咳嗽，可以诊断为哮喘。

2. 不典型哮喘的诊断标准

临床上还存在着无喘息症状、也无哮鸣音的不典型哮喘，患者仅表现为反复咳嗽、胸闷或其他呼吸道症状。

（1）咳嗽变异性哮喘：咳嗽作为唯一或主要症状，无喘息、气急等典型哮喘的症状和体征，同时具备可变气流受限客观检查中的任一条，除外其他疾病所引起的咳嗽。

（2）胸闷变异性哮喘：胸闷作为唯一或主要症状，无喘息、气急等典型哮喘的症状和体征，同时具备可变气流受限客观检查中的任一条，除外其他疾病所引起的胸闷。

（3）隐匿性哮喘：指无反复发作喘息气急、胸闷或咳嗽的表现，但长期存在气道反应性增高者。随访发现有 14% ~ 58% 的无症状气道反应性增高者可发展为有症状的哮喘。

（四）哮喘的分期

根据临床表现哮喘可分为急性发作期、慢性持续期和临床缓解期。

1. 急性发作期

哮喘急性发作是指喘息、气促、咳嗽、胸闷等症状突然发生或原有症状急剧加重，伴有呼吸困难，以呼气流量降低为其特征，通常需要改变治疗药物。哮喘发作多数发生在既往已确诊的患者，也可为首发表现。大多数情况与接触过敏原、刺激物或病毒性上呼吸道感染诱发及控制性药物依从性差有关，但也有少数患者无明确的诱因。严重发作也可发生于轻度和控制良好的哮喘患者。病情加重可在数小时或数天内出现，偶尔可在数分钟内即危及生命，故应对病情作出正确评估，以便给予及时有效的紧急治疗。

2. 慢性持续期

指每周均不同频度和（或）不同程度地出现喘息、咳嗽、胸闷等症状，肺通气功能下降。

3.临床缓解期

指患者无喘息、胸闷、咳嗽等症状，并维持 1 年以上。

（五）哮喘的分级

1.严重程度的分级

初始治疗时严重程度的判断，在临床研究中更有其应用价值。可根据白天、夜间哮喘症状出现的频率和肺功能检查结果，将慢性持续期哮喘病情严重程度分为间歇性、轻度持续、中度持续和重度持续 4 级（表 1-2）。

根据达到哮喘控制所采用的治疗级别来进行分级，在临床实践中更实用。轻度哮喘：经过第 1 级、第 2 级治疗能达到完全控制者；中度哮喘：经过第 3 级治疗能达到完全控制者；重度哮喘：需要第 4 级治疗才能达到完全控制，或者即使经过第 4 级治疗仍不能达到控制者。

表 1-2　哮喘病情严重程度的分级

分级	临床特点
第 1 级（间歇状态）	症状发作＜每周 1 次短暂出现 夜间症状≤每月 2 次 FEV_1 占预计值 % ≥80%，或 PEF ≥80% 个人最佳值；变异率＜20%
第 2 级（轻度持续）	症状发作＞每周 1 次，但＜每日 1 次夜间症状＞每月 2 次，但＜每周 1 次 可能影响活动和睡眠 FEV_1 占预计值 % ≥80%，或 PEF ≥80% 个人最佳值；PEF 变异率 20% ～ 30%
第 3 级（中度持续）	每日有症状影响活动和睡眠夜间症状＞每周 1 次 FEV_1 占预计值 % ≥60% ～ 79%，或 PEF ≥60% ～ 79% 个人最佳值； PEF 变异率＞30%
第 4 级（重度持续）	每日有症状频繁出现 经常出现夜间症状体力活动受限 FEV_1 占预计值 % ＜60%，或 PEF ＜60% 个人最佳值；PEF 变异率＞30%

2.哮喘急性发作时的分级（表 1-3）

哮喘急性发作时程度轻重不一，可在数小时或数天内出现，偶尔可在数分钟内即危及生命，故应对病情作出正确评估，以便给予及时有效的紧急治疗。

表 1-3　哮喘急性发作时的分级

临床特点	轻度	中度	重度	危重
气短	步行、上楼时	稍事活动	休息时	—
体位	可平卧	喜坐位	端坐呼吸	—
讲话方式	连续成句	单词	单字	不能讲话
精神状态	可有焦虑，尚安静	时有焦虑或烦躁	常有焦虑、烦躁	嗜睡或意识模糊
出汗	无	有	大汗淋漓	—
呼吸频率	轻度增加	增加	常 > 30 次 / 分	—
辅助呼吸肌活动或三凹征	常无	可有	常有	胸腹矛盾运动
哮鸣音	散在、呼气末	响亮、弥漫	响亮、弥漫	减弱，乃至无

（六）哮喘的评估

1. 评估的内容

（1）评估患者是否有合并症：如变应性鼻炎、鼻窦炎、胃食管反流、肥胖、阻塞性睡眠呼吸暂停综合征、抑郁和焦虑等。

（2）评估哮喘的触发因素：如过敏原暴露、职业、环境气候变化、药物和运动等。

（3）评估患者药物使用的情况：哮喘患者往往需要使用支气管舒张剂来缓解喘息、气急、胸闷或咳嗽症状，支气管舒张剂的用量可以作为反映哮喘严重程度的指标之一。过量使用这类药物不仅提示哮喘未控制，也和哮喘频繁急性发作及死亡高风险有关。此外，还要评估患者药物吸入技术、长期用药的依从性及药物的不良反应。

（4）评估患者的临床控制水平：正确评估哮喘控制水平是制订治疗方案和调

整治疗药物以维持哮喘控制水平的基础，根据患者的症状、用药情况、肺功能检查结果等复合指标可以将患者分为哮喘症状良好控制（或临床完全控制）、部分控制和未控制（表 1–4）。

表 1-4　哮喘控制水平的分级

指标	控制（满足以下所有）	部分控制（在任何 1 周内出现以下 1 ~ 2 项特征）	未控制（在任何 1 周内出现以下 ≥ 3 项特征）
日间症状	无（或在 2 次 / 周）	> 2 次 / 周	> 2 次 / 周
活动受限	无	有	有
夜间症状 / 喘憋	无	有	有
需要使用缓解药的次数	无（或 ≤ 2 次 / 周）	> 2 次 / 周	> 2 次 / 周
肺功能（PEF 或 FEV）	正常或 ≥ 正常预计值或本人最佳值的 80%	< 正常预计值或本人最佳值的 80%	< 正常预计值或本人最佳值的 80%
急性发作	无	≥ 每年 1 次	在任何 1 年内出现 1 次

评估还应该包括患者有无未来哮喘急性发作的危险因素。开始治疗时测定 FEV_1，使用控制药物后 3 ~ 6 个月记录患者最佳肺功能值，并定期进行危险因素的评估。哮喘评估未控制、接触变应原、有上述合并症、用药不规范、依从性差，以及过去 1 年曾有哮喘急性发作、急诊或住院等都是未来哮喘急性发作的危险因素。

2. 评估的主要方法

（1）症状：哮喘患者的喘息、气急、胸闷或咳嗽等症状昼夜均可以出现，当患者因上述症状出现夜间憋醒往往提示哮喘加重。

（2）肺功能：临床上用于哮喘诊断和评估的通气功能指标主要为 FEV_1 和 PEF。FEV_1 和 PEF 能反映气道阻塞的严重程度，是客观判断哮喘病情最常用的评估指标。峰流速仪携带方便，操作简单，患者可以在家自我监测 PEF，根据监测结果及时调整药物。

（3）哮喘控制测试（ACT）问卷：ACT 是一种评估哮喘患者控制水平的问卷

（表 1-5）。ACT 得分与专家评估的患者哮喘控制水平具有较好的相关性，25 分表明哮喘已得到完全控制；20 ～ 24 分表明哮喘已得到良好控制，但还没有完全控制；16 ～ 19 分表明哮喘得到部分控制，需要调整治疗；≤ 15 分，表明哮喘未控制，需要及时就医。ACT 不要求测试患者的肺功能，简便、易操作适合在缺乏肺功能设备的基层医院推广应用。

表 1-5　ACT 问卷及其评分标准

问卷	1 分	2 分	3 分	4 分	5 分
1. 在过去 4 周内，在工作、学习或家中，有多少时候哮喘妨碍您进行日常活动	所有时间	大多数时候	有些时候	很少时候	没有
2. 在过去 4 周内，您有多少次呼吸困难	每天不止 1 次	每天 1 次	每周 3 ～ 6 次	每周 1 ～ 2 次	完全没有
3. 在过去 4 周内，因为哮喘症状（喘息、咳嗽、胸闷或疼痛），您有多少次在夜间醒来或早上比平时早醒	每周 4 个晚上或更多	每周 2 ～ 3 个晚上	每周 1 次	每周 1 ～ 2 次	没有
4. 在过去 4 周内，您有多少次使用急救药物治疗（如沙丁胺醇）	每天 3 次以上	每天 1 ～ 2 次	每周 2 ～ 3 次	每周 1 次或更少	没有
5. 您如何评估过去 4 周内您的哮喘控制情况	没有控制	控制很差	有所控制	控制很好	完全控制

（4）呼出气一氧化氮（FeNO）：一氧化氮是一种气体分子，可由气道表面多种固有细胞和炎症细胞在一氧化氮合成酶氧化作用下产生。哮喘未控制时一氧化氮升高，糖皮质激素治疗后降低。FeNO 测定可以作为评估气道炎症和哮喘控制水平的指标，FeNO 也可以用于判断吸入激素治疗的反应，美国胸科学会推荐 FeNO 的正常参考值：健康儿童 5 ～ 20ppb，成年人 4 ～ 25ppb。FeNO > 50ppb 提示激素治疗效果好，< 25ppb 提示激素治疗反应性差。但是 FeNO 测定结果受多种因素的影响，诊断的敏感度和特异度差别较大，连续测定、动态观察 FeNO

的变化其临床价值更大。

（5）痰嗜酸性粒细胞计数：大多数哮喘患者诱导痰液中嗜酸性粒细胞计数增高（＞2.5%），且与哮喘症状相关。抗炎治疗后可使痰嗜酸性粒细胞计数降低，诱导痰嗜酸性粒细胞计数可作为评价哮喘气道炎性指标之一，也是评估糖皮质激素治疗反应性的敏感指标。

（6）外周血嗜酸性粒细胞计数：外周血嗜酸性粒细胞计数增高＞3%，提示嗜酸性粒细胞增高为主的哮喘炎症表型，也可以作为判断抗炎治疗是否有效的哮喘炎症指标之一。

（七）鉴别诊断

1. 左心衰竭引起的喘息样呼吸困难

患者多有高血压、冠状动脉粥样硬化性心脏病、风湿性心脏病和二尖瓣狭窄等病史和体征。阵发性咳嗽，常咳出粉红色泡沫样痰，两肺可闻及广泛的湿啰音和哮鸣音，左心界扩大，心率增快，心尖部可闻及奔马律。胸部 X 线检查可见心脏增大，肺淤血征，有助于鉴别。

2. 慢性阻塞性肺疾病（简称慢性阻塞性肺疾病）

多见于中老年人，有慢性咳嗽史，喘息长年存在，有加重期。患者多有长期吸烟或接触有害气体的病史。有肺气肿体征，两肺或可闻及湿啰音。值得注意的是慢性阻塞性肺疾病也可与哮喘合并同时存在。

二、治疗原则

（一）哮喘治疗目标

治疗目标在于达到哮喘症状的良好控制，维持正常的活动水平，同时尽可能减少急性发作、肺功能不可逆损害和药物相关不良反应的风险。经过适当的治疗和管理，绝大多数哮喘患者能够达到这一目标。

支气管哮喘（以下简称哮喘）的管理目标是达到疾病的总体控制，包括控制疾病的当前症状和降低疾病的未来风险。

（二）脱离变应原

脱离变应原的接触是防治哮喘最有效的方法。特别对于有特异性体质的患者，消除或尽可能避免接触诱发哮喘的因素。如尘螨、花粉、动物皮毛，可引起过敏的食物、药物等，对职业性哮喘患者，应远离该职业环境。

（三）慢性持续期药物治疗

治疗哮喘的药物分为控制药物和缓解药物。控制药物是指需要每天使用并长时间维持的药物，这些药物主要通过抗炎作用使哮喘维持临床控制，其中包括吸入性糖皮质激素、全身性激素、白三烯调节剂、长效 β_2 受体激动剂、缓释茶碱、色甘酸钠、抗 IgE 单克隆抗体及其他有助于减少全身激素剂量的药物。缓解药物又称急救药物，这些药在有症状时按需使用，通过迅速解除支气管痉挛从而缓解哮喘症状，包括速效吸入和短效口服 β_2 受体激动剂、全身性激素、吸入性抗胆碱能药物、短效茶碱等。

1. 糖皮质激素

糖皮质激素是控制哮喘发作最有效的核心药物。吸入性糖皮质激素（ICS）局部抗炎作用强，所需剂量较小，全身不良反应少。常用吸入药物有倍氯米松（BDP）、布地奈德、氟替卡松、莫米松等，后二者生物活性更强，作用更持久。通常须规律吸入 1 周以上方能生效。根据哮喘病情，吸入剂量（BDP或等效量其他皮质激素）在轻度持续者一般 200 ～ 500μg/d，中度持续者一般 500 ～ 1000μg/d，重度持续者一般 > 1000μg/d，（不宜超过 2000μg/d）（氟替卡松剂量减半）。吸药后用清水漱口以减轻口咽局部反应和胃肠吸收。

口服剂：对于大剂量 ICS 联合长效 β_2 受体激动剂仍不能控制的持续性哮喘和激素依赖型哮喘，可叠加小剂量口服激素维持治疗。常用有半衰期较短的泼尼松（强的松）、泼尼松龙（强的松龙）、甲泼尼龙。起始 30 ～ 60mg/d，症状缓解后逐渐减量至 10mg/d，继而停用，改用吸入剂。

2. β_2 肾上腺素受体激动剂（简称 β_2 受体激动剂）

β_2 受体激动剂分为短效（维持时间 4 ～ 6h）和长效（维持时间 10 ～ 12h）。常用的短效 β_2 受体激动剂（SABA），如沙丁胺醇、特布他林，需要时通过定量气雾剂（MDI）或以干粉吸入，每喷 100μg，每天 3 ～ 4 次，每次 1 ～ 2 喷，通常

5～10min 见效。主要不良反应为心悸、骨骼肌震颤。频繁应用 β_2 受体激动剂提示哮喘控制不佳,须及时就诊,查明原因并调整治疗方案。长效 β_2 受体激动剂,目前在我国临床上使用的有福莫特罗、沙美特罗和南达特罗,可通过吸入剂、干粉剂、碟剂装置给药。值得注意的是,长期单独使用 β_2 受体激动剂有增加哮喘死亡的风险,因此,不推荐长期单独使用 β_2 受体激动剂。

3. 抗胆碱能药物

吸入抗胆碱能药物可阻断节后迷走神经传出支,通过降低迷走神经张力而舒张支气管。其舒张支气管的作用比 β_2 受体激动剂弱,起效也较慢。短效抗胆碱能药物有气雾剂和雾化溶液两种剂型。经定量气雾剂吸入溴化异丙托品气雾剂,常用剂量为 40～80μg,每日 3～4 次;经雾化泵吸入溴化异丙托品溶液的常用剂量为 250 揿,每日 3～4 次。短效抗胆碱能药物与 SABA 联合应用具有协同舒张支气管的作用。对重度哮喘急性发作,联合 SABA 和短效抗胆碱能药物比单一使用支气管舒张剂治疗可更好地改善肺功能,降低住院率。短效抗胆碱能药物对妊娠早期妇女、青光眼或前列腺肥大者应慎用。

4. 白三烯调节剂

白三烯调节剂是除 ICS 之外唯一可单独使用的长期控制性药物,可作为轻度哮喘替代治疗药物和中、重度哮喘的联合治疗药物。

5. 茶碱

茶碱作为中重度哮喘的联合治疗药物之一,不宜单独应用。常用氨茶碱或控(缓)释型茶碱,口服,一般剂量为每千克体重 6～10mg,使血茶碱浓度保持在 6～15μg/mL 水平。发热、妊娠、小儿或老年人,患有肝、心、肾功能障碍及甲状腺功能亢进症者尤须慎用。合用西咪替丁、喹诺酮类、大环内酯类药物等可影响茶碱代谢而使其排泄减慢,应减少用药量。

6. 抗 IgE 治疗

抗 IgE 单克隆抗体适用于需要第 5 级治疗且血 IgE 水平增高的过敏性哮喘患者。迄今为止的研究显示,抗 IgE 单克隆抗体可显著改善重症哮喘患者的症状、肺功能和生活质量,减少口服激素和急救用药,降低哮喘严重急性发作率,降低住院率,且具有良好的安全性和耐受性。

7. 其他治疗

其他治疗包括变应原特异性免疫疗法、第二代抗组胺药物等。

（四）急性发作期的治疗

1.治疗目标与分级处理原则

（1）治疗目标：急性发作依病情轻重分轻度、中度、重度和危重度 4 个等级，其总体治疗目标在于尽快缓期症状、解除支气管痉挛和改善缺氧，恢复肺功能，预防进一步恶化或再次发作，防治并发症。

（2）分级处理原则：一般来讲，轻度和部分中度急性发作患者可遵循"哮喘行动计划"实施自我处理，或在社区就诊。初始治疗 2 天后如效果不佳或持续恶化者应到医院就诊，即便获得缓解也建议到医院评估控制水平，查找发作诱因，调整治疗方案；中重度发作和危及生命的危重度发作患者应尽快到医院治疗，在等待或转送过程中应吸入沙丁胺醇（或联合异丙托溴铵），2～4 倍常量 ICS 或系统性激素治疗。

2.一般治疗

哮喘急性发作后，首要处置应为脱离过敏原、避免诱发及危险因素的接触和暴露、呼吸困难的患者给予氧疗。仅在机械通气时可使用镇静剂。

3.家庭与社区处理

家庭与社区处理是急性发作治疗的首要环节，轻、中度急性发作的患者可在家庭或社区治疗中得到缓解。主要的治疗措施为重复吸入速效支气管舒张剂或福莫特罗低剂量 ICS 联合制剂。速效支气管舒张剂以 SABA 为最常见的首选药物。SABA 的初始剂量为 2～4 喷，每 20 分钟吸入 1 次，1 小时后观察治疗反应。轻度急性发作可调整每 3～4 小时 2～4 喷，中度急性发作每 1～2 小时 6～10 喷。SABA 也可通过储雾罐或雾化装置给药，初始治疗可间断（每 20 分钟）或连续雾化给药，随后根据需要间断给药（每 3～4 小时 1 次）。SABA 和短效抗胆碱能药物（异丙托溴铵）联合使用，舒张支气管作用更佳，可更有效地改善肺功能，并减少哮喘急性发作住院次数。异丙托溴铵使用剂量为每次 2 喷雾化，每 6 小时 1 次。如果患者的控制治疗药物为福莫特罗低剂量激素的联合制剂，可直接加用 1～2 吸，每日总量不超过 8～12 吸。

应增加控制用 ICS 的剂量，至少为基础量的 2 倍，最高剂量可达布地奈德 1600μg/d 或等效的其他 ICS，条件允许者可雾化吸入布地奈德混悬液每次 1～2mg，每日 3 次。如果治疗反应不佳，尤其是在控制性治疗的基础上发生的急性发作，应加用全身用激素。口服泼尼松吸收快且生物利用度高，与静脉用激素效果类似，急性发作可首选口服泼尼松龙 30 ~ 50mg 或等效的其他激素，除非患者有呕吐或过度气短无法吞咽的情况。

有条件的患者可进行家庭氧疗。初始可为高流量吸氧，应依据脉搏血氧饱和度（SpO_2）监测调整吸氧浓度，维持 SpO_2 93% ~ 95% 即可。

经家庭和社区处理好转后，需定期哮喘专病门诊随访，完善稳定期治疗（制订详细的哮喘行动计划，审核患者是否正确使用药物、吸入装置和峰流速仪，找到急性发作的诱因并制订避免接触的措施，调整控制治疗方案）；若病情未见明显好转或持续恶化，需急诊或入院治疗。

4. 医院内处理流程

患者入院后，医生应进行病史询问、体检（了解辅助呼吸肌活动情况、心率、呼吸频率，听诊）和辅助检查 [呼气峰流速（PEF）或 FEV_1、SpO_2 监测、动脉血气分析]，对哮喘诊断进一步确认，并做出初步评估。同时应尽快予以吸氧、SABA（或联合异丙托溴铵）和激素等治疗，1 小时后再次评估患者对初始治疗反应，根据反应不同进行进一步治疗。

第三节　慢性阻塞性肺疾病

慢性阻塞性肺疾病（COPD）简称慢性阻塞性肺疾病，是一种常见的、可以预防和治疗的慢性气道疾病，以持续呼吸症状和气流受限为特征，通常是由于明显暴露于有毒颗粒或气体引起的气道和（或）肺泡异常所导致。COPD 是长期累积的有毒气体和颗粒暴露，以及包括基因、气道高反应及幼年时肺发育不良等多种因素之间复杂的相互作用的结果，其发病率与吸烟情况直接相关。在许多国家，室外、职业性和室内的空气污染也是慢性阻塞性肺疾病的主要危险因素。COPD 是全球范围内致残率和死亡率增加的主要原因之一，全球每年约 300 万人死于慢性阻塞性肺疾病，造成了严重的经济和社会负担。2013 年我国 COPD 总死亡人数约为 91 万，列为单病种死因第 3 位。

一、诊断与评估

诊断与评估的要点包括：凡有呼吸困难、慢性咳嗽或咳痰症状，或有危险因素接触史者，均应考虑到 COPD 的可能。

肺功能检查是确诊慢性阻塞性肺疾病的必备条件。如支气管扩张剂后 FEV_1/FVC < 70%，可确定存在持续气流受限，COPD 评估的目标在于确定气流受限程度、疾病对患者健康状况的影响、远期不良风险（如急性加重、住院或死亡）等，从而用以指导治疗。

COPD 患者常合并心血管疾病、骨骼肌功能障碍、代谢综合征、骨质疏松、抑郁、肺癌等慢性病。鉴于这些共患疾病是影响患者住院和死亡的独立危险因素。因此，对 COPD 患者均应积极寻找评估共患疾病，并给予正确治疗。

（一）临床表现

1.症状

（1）慢性咳嗽：慢性咳嗽通常是慢性阻塞性肺疾病的首发症状。常晨间咳嗽明显，夜间有阵咳或排痰。

（2）咳痰：一般为白色黏液或浆液性泡沫样痰，偶可带血丝，清晨排痰较多。急性发作期痰量增多，可有脓性痰。

（3）气短或呼吸困难：慢性进行性加重的呼吸困难是慢性阻塞性肺疾病最特征性的症状。早期在劳力时出现，逐渐加重，严重患者在日常活动甚至休息时也感到气短。

（4）喘息和胸闷：重度患者或急性加重时出现喘息。

2.体格检查

早期体征可无异常，随疾病进展出现以下体征。

（1）桶状胸。呼吸变浅，频率增快，严重者可有缩唇呼吸。

（2）触诊双侧语颤减弱。

（3）叩诊肺部过清音，心浊音界缩小，肺下界和肝浊音界下降。

（4）听诊两肺呼吸音减弱，呼气延长，部分患者可闻及湿啰音和（或）干性啰音。

（二）实验室及其他辅助检查

1. 血常规检查

部分病人可有继发性红细胞增多，合并细菌感染时，外周血白细胞增高，核左移。

2. 痰液检查

痰培养可查出病原菌。

3. 动脉血气分析

对确定发生低氧血症、高碳酸血症、酸碱平衡失调以及判断呼吸衰竭的类型有重要价值。

4. 肺功能检查

肺功能检查是检测气流受限最为客观、重复性良好的指标，而且无创伤，随时可以进行测试。吸入支气管扩张剂后 $FEV_1/FVC < 0.7$ 仍然是判定是否存在气流受限的肺功能标准，具有相应的临床症状及明显的危险因素接触，且符合上述肺功能结果，则可诊断为慢性阻塞性肺疾病。

5. 胸部 X 线检查

发病早期胸片可无异常，以后出现肺纹理增多、紊乱等非特异性改变；发生肺气肿时可见相关表现：肺容积增大，胸廓前后径增长，肋骨走向变平，肺野透亮度增高，横膈位置低平，心脏悬垂狭长，外周肺野纹理纤细稀少等。并发肺动脉高压和肺源性心脏病时，除右心增大的 X 线征象外，还可有肺动脉圆锥膨隆、肺门血管影扩大、右下肺动脉增宽和出现残根征等。

（三）评估

COPD 评估的目的在于决定患者气流受限的水平、对患者健康状况的影响，以及未来发生不良事件的风险（如急性加重、住院或者死亡），以最终指导治疗。为了达到这些目标，COPD 的评估需分别考虑以下 4 个方面：①肺功能异常及其严重程度；②患者当前症状的性质和程度；③急性加重史和未来风险；④存在的共患疾病。

1.气流受限严重程度的分级（表 1-6）。

表 1-6   COPD 气流受限严重程度的肺功能分级（基于支气管扩张剂后 FEV₁）

患者 FEV1/FVC < 0.70		
GOLD1	轻度	FEV1 ≥ 80% 预计值
GOLD2	中度	50% ≤ PEV1 < 80% 预计值
GOLD3	重度	30% ≤ FEV1 < 50% 预计值
GOLD4	极重度	FEV1 < 30% 预计值

2.症状评估

（1）改良版英国医学研究委员会呼吸问卷（mMRC）：该指标简单易行，足以评价患者的症状，与反映健康状态的其他指标相对性好，并能预测远期死亡风险（表 1-7）。

表 1-7   改良版英国医学研究委员会呼吸问卷（mMRC）

请在方框中选择一个最符合您的疾病等级（0 ~ 4 级）并打钩，仅能选择一项		
mMRC 0 级	只在剧烈活动时感到呼吸困难	□
mMRC 1 级	在快走或上缓坡时感到呼吸困难	□
mMRC 2 级	由于呼吸困难比同龄人走得慢，或者以自己的速度在平地上行走时需要停下来呼吸	□
mMRC 3 级	在平地上步行 100m 或数分钟需要停下来呼吸	□
mMRC 4 级	因为明显呼吸困难而不能离开房屋或者换衣服时也感到气短	□

（2）COPD 评估测试（CAT）：反映了慢性阻塞性肺疾病对患者生活质量的影响，与圣乔治呼吸问卷相关性好，评分范围为 0 ~ 40 分，而 CAT 评分与疾病严重程度见表 1-8。

表 1-8　CAT 评分与疾病严重程度

评分	疾病状态
< 10 分	病情轻微
10 <评分≤ 20	中等
20 <评分≤ 30	严重
> 30	非常严重

（3）急性加重风险的评估：COPD 急性加重定义为呼吸症状急性恶化，导致需要额外的治疗。这些事件可分为轻度（仅需要短效支气管扩张剂治疗）、中度（需要短效支气管扩张剂、抗生素和口服糖皮质激素治疗）和重度（患者需要住院或急诊就医）。重度急性加重也可导致急性呼吸衰竭。很多大型研究显示，不同《慢性阻塞性肺疾病全球倡议》肺功能分级的患者急性加重频率差异很大。频繁急性加重（每年≥ 2 次）的最好的预测指标就是既往的急性加重事件。

气流受限程度进行性恶化也与频繁的急性加重和死亡风险相关。COPD 急性加重导致的住院也会增加死亡风险等不良预后。肺功能受损的严重程度和急性加重频率、死亡风险明显相关。

血嗜酸性粒细胞计数一方面可作为预测急性加重风险的生物标志物，另一方面可以预测 ICS 对预防急性加重事件的疗效。

（4）慢性共患疾病的评估：由于 COPD 常发生于长期吸烟的中年人，因此，患者在初步诊断时通常伴有不同程度的与老龄化、吸烟、酗酒、营养不良、活动不便等相关的其他慢性疾病存在。COPD 本身也可以有明显的肺外（全身）效应，包括体重下降、营养不良、骨骼肌功能障碍等。骨骼肌功能障碍特征表现为骨骼肌减少（肌肉细胞的丧失）和剩余肌细胞的功能异常。其原因可能是多因素的，包括活动减少、营养不良、炎症、缺氧等，这可能会加重患者活动耐量和生活质量的下降。重要的是，骨骼肌功能障碍是运动耐力受损的一个可纠正的原因。

常发生于 COPD 患者的共患疾病包括心血管疾病（包括缺血性心脏病、心力衰竭、心律失常、外周性血管疾病和高血压等）、骨骼肌功能障碍、代谢综合征、骨质疏松、抑郁、肺癌、支气管扩张、肺栓塞、阻塞性睡眠呼吸暂停综合征和胃食管反流病。其中，心血管疾病是 COPD 最常见的和最重要的共患疾病。共患疾病在轻、中、重度气流受限患者均可发生，是影响 COPD 患者住院和死亡风险的独立危险因素，值得特殊重视和干预治疗。因此，对于每一个患者，均应该常规关注共患疾病，并给予适当的治疗。

（5）修订后的 COPD 综合评估：理解 COPD 对个体患者的影响，需要将症状评估、肺功能分级和（或）急性加重风险三者相结合。修订后的评估系统中，数字代表了气流受限的严重程度（肺功能 1—4 级），而字母（A—D 组）包含了患者的症状负荷和急性加重史，用于指导治疗方案的选择。

需要注意的是，当气流受限水平和症状感知之间存在明显不一致时，应进行更详细的评估，以更好地了解肺脏力学（如进行完整的肺功能测试）、肺结构和（或）可能影响患者症状的共患疾病（如缺血性心脏病、心功能不全、肺栓塞等）。有时，尽管肺功能显示严重的气流受限，但患者临床症状却很轻微。这有可能是因为 COPD 导致的气流限制让患者减少了活动水平，从而使得这些患者的症状被低估。在这些情况下，可以进行 6 分钟步行距离等运动测试，反映患者的受限程度，进一步判断与初始评估是否一致，是否需要加强治疗。

3.鉴别诊断

（1）支气管哮喘：发病年龄多为幼年与青年，起病突然，以发作性喘息为特征，常有家庭或个人过敏史，气流受限多为可逆性，无咳痰史。

（2）支气管扩张症：有反复发作咳嗽、咳痰特点，常反复咯血。合并感染时咯大量脓性痰。查体常有肺部固定性湿性啰音。胸部 X 线片显示肺纹理粗乱或呈卷发状。

（3）肺结核：可有低热、盗汗、乏力、消瘦、咯血等结核中毒症状；胸部 X 片检查、痰检均可有助于确诊。

（4）肺癌：大多数患者为年龄 40 岁以上，尤其是多年吸烟者，表现为刺激性咳嗽、咳痰，可有痰中带血。胸部 X 线片及 CT 可发现占位病变、阻塞性肺不张或阻塞性肺炎。痰细胞学检查、纤维支气管镜检查以及肺活检有助于确诊。

二、治疗原则

（一）稳定期治疗

1.一般治疗

教育和劝导患者戒烟；因职业或环境粉尘、刺激性气体所致者，应脱离污染环境。

2. 药物治疗

（1）支气管舒张剂：主要包括 β_2 受体激动剂、抗胆碱能药及茶碱等药物，首选吸入治疗。短效制剂适用于各级 COPD 患者，按需使用，以缓解症状；长效制剂适用于中度以上患者，可预防和减轻症状，增加运动耐力。对于症状多、高风险的患者，当使用双支气管扩张剂或吸入糖皮质激素 / 长效 β_2 受体激动剂仍然不能改善临床症状和其他风险指标时，推荐应用吸入激素联合双支气管扩张剂三联治疗。

① β_2 受体激动剂：短效 β_2 受体激动剂（SABA）主要有沙丁胺醇、特布他林等气雾剂，数分钟内起效，疗效持续 4 ～ 5h，每次 100 ～ 200 揿（1 ～ 2 喷），24h 内不超过 8 ～ 12 喷；长效 β_2 受体激动剂（LABA）主要有沙美特罗、福莫特罗等，作用持续 12h 以上，每日吸入 2 次。

② 抗胆碱能药：短效抗胆碱药（SAMA）主要有异丙托溴铵气雾剂，起效较沙丁胺醇慢，疗效持续 6 ～ 8h，每次 40 ～ 80 揿，每日 3 ～ 4 次；长效抗胆碱药（LAMA）主要有噻托溴铵，作用时间长达 24 小时以上，每次吸入剂量 18μg，每日 1 次。

③ 茶碱类药物：短效剂型如氨茶碱，常用剂量为每次 100 ～ 200mg，每日 3 次；长效剂型如缓释茶碱，常用剂量为每次 200mg，每 12 小时 1 次。

联合使用不同作用机制和作用时间的支气管扩张剂，与增加单一支气管扩张剂药量相比，可以增加支气管扩张的程度并降低不良反应的风险。低剂量、一天两次的 LABA/LAMA 方案可以明显提高慢性阻塞性肺疾病患者的症状和健康状况。

稳定期慢性阻塞性肺疾病患者支气管扩张剂的使用原则如下：① 对于慢性阻塞性肺疾病患者支气管扩张剂是控制症状的核心，通常给基础量预防或减少症状。② 规律和按需使用 SABA 或 SAMA 能改善 FEV_1 和症状。③ SABA 联合 SAMA 改善 FEV_1 和症状优于其中任何一种单独使用。④ LABA 和 LAMA 显著改善肺功能、呼吸困难、健康状况和减少急性加重的频率（A 类证据）。⑤ LAMA 比 LABA 减少急性加重更有效，降低住院率。⑥ LABA 和 LAMA 联合治疗比单独使用能更显著增加 FEV_1 和减轻症状。⑦ LABA 和 LAMA 联合治疗比单独使用或 ICS/LABA 能更显著减少急性加重频率，噻托溴铵增加运动能力，提高肺康复效果。⑧ 茶碱在稳定期慢性阻塞性肺疾病患者有较小的支气管舒张作用，可适度地改善患者的症状。

（2）糖皮质激素：长期规律吸入糖皮质激素适于重度和极重度且反复急性加重的患者，可减少急性加重次数、增加运动耐量、改善生活质量，但不能阻止 FEV_1 的长期下降趋势。对于中度到极重度的慢性阻塞性肺疾病患者以及反复急性加重史的患者，吸入糖皮质激素与长效 β_2 受体激动剂联合治疗，在改善肺功能、健康状态和减少急性加重方面比单药更有效。

全身用糖皮质激素用于住院患者的急性加重或者急诊患者，可以降低治疗的失败率和复发率，改善肺功能和呼吸困难。全身应用糖皮质激素有许多不良反应，包括皮质类固醇肌病，这种肌病参与了肌无力、功能下降及极重度慢性阻塞性肺疾病的呼吸衰竭。因此，尽管口服糖皮质激素在急性加重的治疗中起到重要作用，但是权衡利弊，口服激素在慢性阻塞性肺疾病长期日常治疗中并不适用。

（3）磷酸二酯酶 –4（PDE4）抑制剂：其主要作用是通过抑制细胞内的环磷酸腺苷的降解来减轻炎症，代表药物是罗氟司特。对于存在慢性支气管炎、重度到极重度慢性阻塞性肺疾病、既往有急性加重病史的患者，罗氟司特治疗可降低需要全身应用糖皮质激素治疗的中重度急性加重发生率。

（4）祛痰药 / 抗氧化剂：常用药物有乙酰半胱氨酸、羧甲司坦，可降低疾病急性加重风险和适度地提高健康状况。

COPD 药物治疗策略：建议初始治疗以及随后根据慢性阻塞性肺疾病患者个体化症状和急性加重的风险评估，采取升 / 降级治疗模式。

（二）急性加重期治疗

1. 确定急性加重的原因

常见原因是呼吸道感染，以病毒和细菌感染最为多见。对引发 COPD 急性加重的因素应尽可能加以避免、去除或控制。

2. 病情严重程度的评估

与患者急性加重前病史、症状、体征、肺功能测定、动脉血气分析和其他实验室检查指标进行比较，可据以判断本次急性加重的严重程度。

（1）肺功能测定：$FEV_1 < 1L$ 提示严重发作（此时患者常难以配合肺功能检查）。

（2）动脉血气分析：$PaO_2 < 50mmHg$，$PaCO_2 > 70mmHg$，$pH < 7.30$ 提示呼吸衰竭，病情危重。

（3）胸部影像学：可见大片炎症阴影，有助于鉴别 COPD 加重与其他具有类似症状的疾病。若出现低血压或高流量吸氧后 PaO_2 不能升至 60mmHg 以上，要警惕肺血栓栓塞症的可能。

（4）心电图检查：有助于心律失常、心肌缺血及右心增大和（或）肥厚的诊断，如发现严重心律失常等提示病情危重。

（5）血液生化检查：如肝肾功能明显损害等，提示病情严重。

3. 支气管舒张剂

同稳定期。

4. 低流量吸氧

一般吸入氧浓度为 28% ～ 30%，应避免吸入氧浓度过高引起二氧化碳潴留。

5. 抗生素

当患者呼吸困难加重、咳嗽伴痰量增加、有脓性痰、外周血白细胞升高、降钙素原升高时，应根据患者药物敏感情况选用抗生素治疗。

6. 糖皮质激素

口服泼尼松龙 30 ～ 40mg/d 或静脉给予甲泼尼龙 40 ～ 80mg，每日 1 次，连续 5 ～ 7 天。

7. 酌情选用祛痰剂

溴已新 8 ～ 16mg，每日 3 次；盐酸氨溴索 30mg，每日 3 次。

第四节　社区获得性肺炎

肺炎是指肺实质的炎症，病因以各种感染最常见，其他包括理化因子、免疫损伤等。按解剖学分类肺炎可分为大叶性肺炎、小叶性肺炎、间质性肺炎；按病原学分类可分为细菌性、病毒性、真菌性等；按发病场所和宿主状态可分为社区获得性肺炎（CAP）、医院获得性肺炎及免疫低下宿主肺炎等。

CAP 是指在医院外罹患的感染性肺实质（含肺泡壁，即广义上的肺间质）

炎症，包括具有明确潜伏期的病原体感染在入院后于潜伏期内发病的肺炎。

一、诊断

（一）临床表现

典型的 CAP 症状包括：咳嗽、脓痰和发热。患者常有急性病容，肺部炎症出现实变时，触诊语颤增强，叩诊呈浊音或实音，听诊可有管状呼吸音或湿啰音。

但老年 CAP 表现不典型，常常缺失呼吸道症状，神志改变、意识障碍、突发身体功能状态降低及代谢失调等都可能是老年 CAP 患者的症状。

（二）实验室及其他辅助检查

CAP 患者外周血白细胞总数和中性粒细胞的比例通常升高，但在老年人、重症患者、免疫抑制等患者中不高，甚至降低。急性期 C 反应蛋白、血沉可升高。

胸部影像学检查显示新出现的斑片状浸润影、肺叶实变影或肺段突变影、磨玻璃影或间质性改变，伴或不伴胸腔积液。胸部 CT 检查可提高老年 CAP 诊断的准确性，对于高度怀疑 CAP 而常规胸片无明显异常的老年患者推荐直接行胸部 CT 检查。

（三）诊断与评估

1. 诊断标准

青壮年 CAP 的诊断并不困难，但对于任何一个具有发热、神志改变、突发的功能状态降低，有或没有咳嗽、脓痰、呼吸困难等症状的老年患者均应考虑存在肺炎的可能。

成年人 CAP 诊断标准：

（1）社区发病。

（2）肺炎相关临床表现：新近出现的咳嗽、咳痰或原有呼吸道疾病加重，伴或不伴脓痰、胸痛、呼吸困难、咯血；发热；肺实变体征和（或）闻及湿啰音；外周血中性粒细胞 $> 10 \times 10^9/L$ 或 $< 4 \times 10^9/L$，伴或不伴细胞核左移。

（3）胸部影像学检查显示新出现的斑片状浸润影、肺叶实变影、肺段实变影、磨玻璃影或间质性改变，伴或不伴胸腔积液。

符合（1）（3）及（2）中的任何一项，并除外肺结核、肺部肿瘤、非感染性非间质性疾病、肺水肿、肺不张、肺栓塞、肺嗜酸性粒细胞浸润症及肺血管炎等，可建立临床诊断。

重症肺炎的诊断标准：

主要标准：①需要气管插管性机械通气治疗；②脓毒症休克经积极液体复苏后仍需要血管活性药物治疗。次要标准：①呼吸频率≥30次/分；②氧合指数≤250mmHg；③多肺叶浸润；④意识障碍和（或）定向障碍；⑤血尿素氮≥7.14mmol/L；⑥收缩压<90mmHg需要积极的液体复苏。符合以上1项主要标准或≥3项次要标准可诊断重症CAP。

2. 危险分层

临床上常用肺炎严重指数（PSI）和英国胸科协会制定的CURB-65评分进行评价。

（1）PSI评分系统：由20项指标组成，每项指标赋予不同的分值（表1-9），根据PSI得分估测病情严重程度并确定诊疗场所（表1-10）。PSI的优点是病情评估较全面，缺点是不便于门、急诊使用，且年龄的权重过大，年轻患者的重症肺炎易于漏诊。

表1-9 PSI评分系统

指标	分值	指标	分值
年龄（岁）	每岁1分	体温≤35.0℃或≥40℃	15
男性	年龄（岁）	心率≥125次/分	10
女性	年龄（岁）－10	BUN≥11mmol/L	20
居住在老年护理院	10	血清钠<130mmol/L	20
恶性肿瘤	30	血糖≥14mmol/L	10
肝病	20	红细胞比积<30%	10
充血性心力衰竭	10	胸腔积液	10

续表

指标	分值	指标	分值
肾病	10	动脉血 pH < 7.35	10
脑血管病	10	PaO_2 < 60mmHg	10
项目	分值	项目	分值
呼吸频率多 30 次 / 分	20	血氧饱和度（SaO_2）< 90%	10
收缩压 < 90mmHg	20		

表 1-10　PSI 评分对病情严重程度的评估及诊疗场所建议

PSI 得分	分级 / 死亡风险	病死率（%）	建议诊疗场所
≤ 50	Ⅰ / 低危	0.1	门诊
≤ 70	Ⅱ / 低危	0.6	门诊
71 ～ 90	Ⅲ / 低危	0.9 ～ 2.8	留观
91 ～ 130	Ⅳ / 中危	8.2 ～ 9.3	住院
> 130	Ⅴ / 高危	27.0 ～ 29.2	ICU

（2）CURB-65 评分：是 5 项临床指标的缩写，分别是意识障碍、血尿素氮（阈值为 BUN > 7mmol/L）、呼吸频率（阈值为 ≥ 30 次 / 分）、血压（阈值为收缩压 < 90mmHg 或舒张压 ≤ 60mmHg）及年龄（阈值为 ≥ 65 岁）。每项为 1 分，分值越高，死亡风险越高。CURB-65 评分对高危患者死亡率预测意义较大，但其忽略了生命体征的系统评估。

二、治疗

（一）抗菌药物的选择

对于 CAP 的病原诊断，目前尚缺乏快速、准确的诊断方法。因此 CAP 的初始治疗必然是经验性的。医生在经验性治疗时，一方面要依据指南推荐（例如：中华医学会呼吸病学分会发布的《中国成人社区获得性肺炎诊断和治疗指南》（2016 年版），同时也要根据本地区细菌流行和耐药现状，合理选择抗菌药物。我国多项成人 CAP 流行病学调查结果显示，我国成人 CAP 的重要致病源是肺炎支原体和肺炎链球菌，其他常见病原体包括流感嗜血杆菌、肺炎衣原体、肺炎克雷伯菌及金黄色葡萄球菌。在病毒感染引发的 CAP 中，以流感病毒占首位，其中部分患者可合并细菌或非典型病原体感染。

我国常见病原体的耐药情况：①我国肺炎链球菌对大环内酯类药物的耐药性较欧美国家高，对口服青霉素及第二代、三代头孢菌素的耐药性较注射用青霉素和第三代头孢耐药性高；②肺炎支原体对大环内酯类药物高耐药率有别于其他国家，其中对红霉素的耐药高于阿奇霉素，但目前对多西环素、米诺环素、喹诺酮类仍较敏感。

（二）成人 CAP 的抗感染推荐意见 [《中国成人社区获得性肺炎诊断和治疗指南》（2016 年版）]

（1）首剂抗感染药物争取在诊断 CAP 后尽早使用的同时进行鉴别诊断。

（2）门诊轻症 CAP，尽量使用生物利用度好的口服抗感染药物治疗。

（3）对于需要住院治疗的 CAP 患者推荐单用 β - 内酰胺类或联合多西环素、大环内酯类或单用喹诺酮类。与联合用药相比，喹诺酮类单药治疗不良反应少且不需要皮试。

（4）对于需入住 ICU 的无基础病青壮年重症 CAP 患者，推荐青霉素类、酶抑制剂复合物、第三代头孢菌素、厄他培南联合大环内酯类或单用呼吸喹诺酮类静脉治疗，老年或有基础病者推荐联合用药。

（5）对有误吸风险的 CAP 患者优先选择氨苄西林舒巴坦、阿莫西林克拉维酸、莫西沙星、碳青霉烯类有抗厌氧菌活性的药物，或联合甲硝唑、克林霉素等。

（6）年龄 ≥ 65 岁或有基础疾病的住院 CAP 患者，应进一步评估超光谱 β - 内酰胺酶感染风险，高风险患者经验性治疗可选择头霉素类、哌拉西林他唑巴坦、头孢哌酮 / 舒巴坦或厄他培南等。

（7）对于怀疑病毒感染者，应积极抗病毒治疗，不必等病原学检查结果，同时应注意继发细菌感染的可能。

（8）抗感染治疗一般可于热退 2～3 天且主要呼吸道症状明显改善后停药，但应视病情严重程度、缓解速度、并发症以及不同病原体而异，不必以肺部阴影吸收程度作为停用药物的指征。①通常轻、中度 CAP 疗程 5～7 天，重者适当延长；②非典型病原体疗程延长至 10～14 天；③金黄色葡萄球菌、铜绿假单胞菌、克雷伯菌或厌氧菌等容易导致肺组织坏死，疗程可延长至 14～21 天。

（9）获得病原学结果后，进行有针对性的抗感染治疗，即目标性治疗。

第二章 心肌系统疾病

第一节 扩张型心肌病

扩张型心肌病（DCM）以左心室或双心室内径增大，心肌收缩力明显降低（收缩性心功能障碍）为特征，可伴不同程度的心肌舒张性或顺应性下降（舒张性心功能障碍），以往曾被称为充血性心肌病。本病常伴有心律失常，病死率较高。近年来，扩张型心肌病的诊断率逐渐增加，据估计，年诊断率约为8/10万，患病率约为37/10万，其中半数患者年龄在55岁以下，约1/3患者心功能为Ⅲ～Ⅳ级（纽约心脏病协会分级标准）。但部分未被诊断的轻型患者可能会使实际患病率更高。

一、病因和发病机制

扩张型心肌病是多种因素长期作用引起心肌损害的最终结果。感染性心肌炎、非感染性心肌炎、酒精、中毒、代谢等多种因素均可能与扩张型心肌病发病有关。短暂的原发性心肌损伤（如接触毒性物质）对某些心肌细胞来说可能是致死性的，但残存的心肌细胞会因此而增加负荷，发生代偿性肥厚。这种代偿性变化在早期尚能维持心脏的整体功能，但最终将表现为心肌的收缩和舒张功能障碍。心肌炎既有不可逆的心肌细胞死亡，又有由细胞因子所介导的可逆性心肌抑制。某些因素（如酒精）虽然不直接损害心肌细胞，但如长期作用仍可造成严重的心脏功能障碍。此外，许多损伤还会累及心脏的纤维支架系统，影响心肌的顺应性，从而参与心室扩大的发生与发展。

近年研究表明，多数扩张型心肌病与病毒感染及自身免疫反应有关。业已发现，病毒性心肌炎可以演变为扩张型心肌病，在心肌炎和扩张型心肌病患者心内膜心肌活检标本中均可发现肠道病毒基因，扩张型心肌病患者血清可检测出多种抗心肌的自身抗体，如抗 ADP/ATP 载体抗体、抗 β_1 肾上腺素能受体抗体、抗 M_2 胆碱能受体抗体和抗肌球蛋白重链抗体等，也可以检测出肠道病毒基因片段。病毒感染和免疫反应损伤学说是目前扩张型心肌病主要的发病学说。此外，遗传因素也可能起一定作用。

（一）病毒持续感染

病毒感染后体内持续存在的病毒 RNA 是病毒性心肌炎进展为扩张型心肌病的一个危险因素。小鼠动物试验显示，柯萨奇病毒能溶解心肌细胞，肠道病毒蛋白酶可以引起心肌细胞骨架破坏，而这种改变被公认为是扩张型心肌病的主要特征。病毒对心肌细胞的损害既可发生在病毒滴度较高的时期（柯萨奇 B_1、B_4 病毒感染病例），也可发生于病毒（柯萨奇 B_3 病毒）感染后免疫反应开始时。病毒对心肌组织的损伤既可直接损伤，也可通过免疫机制造成损伤。当病毒 RNA 持续存在于心肌时，T 淋巴细胞可浸润心肌组织。研究表明，病毒基因的低水平表达可引起慢性进行性心肌损伤，当病毒 RNA 在心肌持续存在 90 天以上时，心肌可呈现类似扩张型心肌病的病理变化。

当机体防御能力降低时，机体可呈慢性病毒携带状态。在此慢性过程中，病毒可存在于脾、肝、胰腺和全身淋巴结。其危害不在于对心肌的直接侵袭，而在于激发机体的免疫反应；同时持续存在的病毒 RNA 仍可复制，产生无侵袭性但具有抗原性的大量病毒 RNA，诱发机体的免疫反应，引起心肌损伤。

（二）自身免疫反应

目前推测免疫介导的心肌损害是 DCM 发病的重要机制。

1.体液免疫

在扩张型心肌病患者血清标本中可检测出多种抗心肌的自身抗体，包括抗线粒体 ADP/ATP 载体抗体、抗 β_1 – 肾上腺素能受体抗体、抗 M_2 胆碱能受体抗体、抗热休克蛋白抗体、抗肌球蛋白重链抗体、抗支链 α – 酮酸脱氢酶（BCKD）复合体抗体和抗层粘连蛋白（laminin）抗体等，这些自身抗体在本病发病中起重要作用。

（1）抗线粒体 ADP/ATP 载体（ANT）抗体：研究发现，ANT 与病原体蛋白存在共同的抗原决定簇，如 ANT 氨基酸序列 27～36 和柯萨奇 B_3 病毒蛋白氨基酸序列 1218～1228 相似，可通过交叉反应引起自身抗体产生。也有研究认为，病毒感染导致线粒体隔离抗原释放，或引起心肌抗原性质改变，或通过旁路激活自身反应性 T 淋巴细胞，从而诱发针对线粒体的自身免疫反应。

抗 ANT 抗体能抑制心肌线粒体的 ATP/ADP 转运，导致心肌细胞能量代谢障碍，损害心肌功能。ANT 与钙通道蛋白也可能有相同的抗原决定簇。抗 ANT 抗体可与心肌细胞膜上的钙通道蛋白结合，抑制钙通道失活，促进钙内流，使细胞内钙超负荷，导致心肌细胞变性坏死。换言之，抗 ANT 抗体激活 Ica 引起的钙超负荷是扩张型心肌病患者心肌损伤的原因之一。

（2）抗 β_1-受体抗体：β-受体属 G 蛋白耦联膜受体，当 β-受体与神经体液递质结合后被激活，在产生生理效应的同时，受体内陷，与溶酶体融合，蛋白分解酶使其降解。溶酶体可与表面含有主要组织相容性复合体（MHC）类分子的核受体结合，如果降解后产生的受体多肽能与 MHC 分子形成复合体，该复合体可被转运到膜表面，递呈给辅助 T 淋巴细胞受体，激活 Th。活化的 Th 与 B 淋巴细胞相互作用，产生针对自身受体多肽分子的特异性抗体。正常情况下，心肌细胞不表达 MHC 类分子，只有当其具备免疫活性时才表达 MHC 类分子。病毒感染可诱导心肌细胞表达 MHC 类分子，使心肌细胞成为抗原提呈细胞。另外，病毒与 β-受体分子结构上具有的共同抗原决定簇，可通过模拟机制引起抗 β-受体抗体产生。

抗 β_1-受体抗体能激活受体的 Ca^{2+} 通道，增加心肌细胞 Ca^{2+} 内流，导致钙超负荷，引起心肌细胞损伤。同时，抗 β_1-受体抗体可增加心肌细胞 cAMP 依赖的蛋白激酶（PK）活性，通过与 β-受体结合使细胞质与质粒 PK 活性之比明显提高，导致细胞质和质粒 cAMP 依赖地 PK 激活，实现正性变时变性作用。也有学者认为，抗 β_1-受体抗体可影响心肌细胞信息传递，使受体调节的心肌细胞代谢发生紊乱，心肌细胞 β-受体数目下调，诱发心肌损害。

（3）抗肌球蛋白抗体：目前认为有两种机制引起扩张型心肌病患者发生免疫应答，产生抗肌球蛋白抗体：①病毒感染或引起心肌组织坏死的其他原因导致肌球蛋白的释放和暴露，触发机体的自身免疫；②病毒分子与肌球蛋白有相似的抗原决定簇。

（4）抗 M_2 胆碱能受体抗体：M_2 胆碱能受体是位于心肌细胞膜上的一种蛋白质，属 G 蛋白耦联膜受体，与 β 受体一起协同调节心肌腺苷酸环化酶的活性和离子通道，调节心脏功能。而抗 M_2 胆碱能受体抗体具有拟胆碱能样作用，能减低豚鼠心室肌由异丙肾上腺素引起的环磷酸腺苷（cAMP）浓度的增加，减慢心室肌细胞的收缩频率，减慢心室压力增加的最大速度，减慢心率。这种由抗 M_2 胆碱能受体抗体引起的抑制作用可由胆碱能拮抗剂阿托品或用中和抗体抵消。该抗体的产生可能是由于病毒感染后使 M_2 胆碱能受体成为自身抗原，激发自身免疫反应所致。

（5）其他抗体：除以上几种抗心肌自身抗体外，在扩张型心肌病患者血清中还存在抗线粒体 M_7 抗体、抗 BCKD 复合体抗体、抗肌动蛋白抗体、抗肌浆网 ATP 酶抗体等。

尽管有 30%～40% 的扩张型心肌病患者血清中有器官和疾病特异性自身抗体，但仍有部分患者不出现抗自身抗体，这可能与以下几种因素有关：①扩张型心肌病是一种多因素疾病，缺乏自身抗体说明以细胞免疫引起损害为主或由其他因素引起；②心脏的自身抗体可能是疾病的早期征象，随着病程的延长会消失；③不同的扩张型心肌病患者可出现不同的自身抗体，因检测方法和检测种类不同，可产生阴性结果；④自身抗体的产生与人类白细胞抗原有关。

2. 细胞免疫

在扩张型心肌病中，细胞介导的异常免疫反应表现为损害淋巴细胞功能、改变淋巴细胞亚群的比例和活化免疫细胞因子系统。扩张型心肌病患者外周血总 T 细胞（CD_3）、抑制性 / 细胞毒性 T 细胞（CD_8）明显降低，辅助性 T 细胞或诱导性 T 细胞（CD_4）无明显变化。研究表明，细胞毒性 T 淋巴细胞有体外溶解病毒感染的心肌细胞的作用。病毒感染后，心肌细胞膜上可呈现一种称为 T 细胞受体的多肽，T 淋巴细胞识别并与这种受体结合后，可引起心肌细胞损伤，应用抗 T 细胞受体抗体可使心肌细胞损伤减轻。此外，自然杀伤细胞尚可分泌一种穿孔素（perforin）使心肌细胞形成孔状损伤。

3. 细胞因子的作用

扩张型心肌病患者血清中炎症因子水平显著增高，肿瘤坏死因子（TNF）α /

白细胞介素（IL）-10比值与血浆肾上腺素水平呈正相关，血清TNF受体（sTNFR）水平与左心室大小相关，白介素含量与心肌重量的增加及心肌纤维化的程度呈正相关。干扰素 γ 和TNF-α 可诱导心肌细胞表面产生细胞间黏附分子-1（ICAM-1），后者在心肌细胞和淋巴细胞的联结中发挥作用。

（三）遗传

扩张型心肌病的家族遗传倾向不及肥厚型心肌病，但遗传因素仍起一定作用，扩张型心肌病的家族连锁比通常意识到的更为多见。有 20% 的患者其一级亲属也呈现扩张型心肌病的证据，提示家族遗传相对常见。

典型的家族性心肌病为神经肌肉病变，如杜氏肌营养不良、与 X 性连锁遗传有关的贝克氏慢性进行性肌营养不良，二者均为抗肌萎缩蛋白基因（一种细胞骨架蛋白）突变所致。最近，在一患有与 X 性连锁遗传有关的心肌病但无骨骼肌病的家系中证实了与抗肌萎缩蛋白基因有关的心脏催化区域的缺失。有报道认为家族性心肌病存在线粒体异常，如 Kearns-Sagre 综合征、心肌病、眼肌麻痹、视网膜病变及小脑共济失调。除肌蛋白和代谢异常外，遗传因素还影响抗心肌免疫反应的触发。有同一家族的成员在病毒感染后或妊娠时出现心力衰竭的报道。大多数家族性病例属常染色体显性遗传，但该病在遗传性上极具异质性，已报道有常染色体隐性遗传及 X- 连锁遗传者。有一种类型的家族性 X- 连锁扩张型心肌病系基因的启动子区和编码肌营养不良蛋白的第一外显子缺失所致，后一种蛋白是构成肌细胞骨架的成分之一。据此推测，由上述基因变化所造成的心肌营养不良蛋白缺乏乃是扩张型心肌病的病因。此外，也有报道线粒体 DNA 发生突变者。至于无明显家族连锁的患者是否都具有扩张型心肌病的遗传易感性则仍属不明。

目前已发现多个与家族性心肌病显性遗传相关的染色体位点，包括 1 号染色体（q32，p1-q1）、2 号染色体（q31）、5 号染色体（q33-34）、6 号染色体（q12-16）、9 号染色体（ql3-22）、14 号染色体（q11）、15 号染色体（q14，q22），并且发现伴有二尖瓣脱垂的 DCM 患者的显性位点位于 10 号染色体（q21-23）。

关于散发性扩张型心肌病，已有研究表明，它可能是一种多基因、多因素参与的遗传性疾病，诸多相关基因之间、各基因与环境之间可能存在复杂的相互作用，目前较多的是关于血管紧张素转换酶基因多态性的研究，认为血管紧张素转换酶 DD 型基因是扩张型心肌病终末期心力衰竭发生的危险因素，并与左心室收缩功能降低和左心室内径增加明显相关。

目前备受关注的是，如何在人群中，尤其是有家族史的高危者中，通过分子遗传学技术，检查出那些有可能发展为扩张型心肌病的易感者。

二、病理

心脏普遍扩大，左右心室腔均增大，以左心室为著。心脏呈苍白色，心内膜增厚及纤维化。光镜下可见心肌纤维呈不均匀性肥大，并可在此基础上发生非特异性退行性变，心肌细胞变性、坏死、纤维化，心肌间质也发生灶性坏死及纤维化，可有少量炎性细胞浸润。电镜下可见线粒体数目增多，线粒体嵴部分或全部消失，肌浆网状结构扩张，糖原增多。

三、临床表现

本病起病缓慢，任何年龄均可发病，以 30 ～ 50 岁多见，部分患者有原发性高血压史。主要表现如下。

（一）充血性心力衰竭

充血性心力衰竭为本病最突出的表现。其发生主要是由于心室收缩力下降、顺应性降低和体液潴留导致心排血量不足和（或）心室充盈压过度增高所致。可出现左心功能不全的症状，常见的为进行性乏力或进行性劳动耐力下降、劳力性呼吸困难、端坐呼吸，以及阵发性夜间呼吸困难等左心力衰竭的表现，病变晚期可同时出现右心衰竭的症状，如肝大、上腹部不适以及周围性水肿。

（二）心律失常

可发生各种快速或缓慢型心律失常，甚至为本病首发临床表现；严重心律失常是导致该病猝死的常见原因。

（三）栓塞

可发生心、脑、肾或肺栓塞。血栓来源于扩大的心室或心房，尤其是伴有心房颤动时。周围血管栓塞偶为该病首发症状。

（四）胸痛

虽然冠状动脉主干正常，但仍有约 1/3 的患者出现胸痛，其发生可能与肺动脉高压、心包受累、微血管性心肌缺血及其他不明因素有关。

扩张型心肌病常见的体征有：心尖搏动常明显向左侧移位，但左室明显向后增大时可不出现；心尖搏动常弥散；深吸气时在剑突下或胸骨左缘可触到右心室搏动；常可听到第三、第四心音"奔马律"，但无奔马律并不能除外心力衰竭。第三心音增强反映了心室容量负荷过重。心功能失代偿时会出现明显的二尖瓣反流性杂音。该杂音在腋下最清楚，在心功能改善后常可减轻，有时可与胸骨旁的三尖瓣反流性杂音相重叠，但后者一般在心力衰竭晚期出现。心力衰竭明显时可出现交替脉和潮式呼吸。肺动脉压显著增高的患者，可于舒张早期听到短暂、中调的肺动脉反流性杂音。右心功能不全时可见发绀、颈静脉怒张、肝大、下肢水肿，少数有胸腔积液、腹水。

四、实验室检查

（一）心电图

常显示左心房和（或）左心室增大，但 R 波异常增高较少见；可有 QRS 波低电压，多见 $R_{V6} > R_{V5}$；胸前导联常可见病理性 Q 波，许多患者可出现非特异性 QRS 波增宽；约 1/4 患者可有房颤，约 20% 的患者可出现左束支传导阻滞；除查加斯病外右束支传导阻滞较少见。P-R 间期延长也相当常见，且与某些患者存活时间的缩短有关。严重的传导阻滞提示可能是巨细胞性心肌炎或结节病。非特异性 ST 段压低及 T 波改变常见。

（二）胸部 X 线检查

心影多增大，但有些患者在心影增大之前左心室已明显向后增大。由于胸片反映右心室扩大的敏感性要较左心室扩大为高，而右心衰竭常提示预后不良，所以胸片对预后判断有一定意义。肺静脉高压时可有 Kerley B 线。有心包积液时透视下可见心脏搏动减弱。

（三）超声心动图

可确定有无左、右心室扩大和心肌收缩力降低，并有助于同其他类型的心肌病，以及瓣膜病、先心病等进行鉴别。其特征性改变为左、右心室腔增大及左室后壁运动减弱，室间隔可呈矛盾运动，室间隔和心室游离壁的厚度变薄，但也可正常，短轴缩短率明显减低，可见功能性二尖瓣反流。继发于扩张型心肌病的功能性二尖瓣反流通常无瓣膜或腱索的异常改变，而扩张型心肌病时弥漫性室壁运动减弱也不同于冠心病时局部室壁运动障碍。

（四）血清学检查

可有红细胞沉降率增加、球蛋白异常、偶有心肌酶活性增强。考虑到扩张型心肌病可由心肌炎演变而来，抗心肌抗体和病毒检测非常必要，可能检测出多种抗心肌自身抗体；病毒滴度的连续测定有助于病毒性心肌炎的诊断。外周血嗜酸性粒细胞增加时应进一步检查有无系统性变态反应性疾病存在，因为这些疾病可引起过敏性心肌炎。

（五）心导管检查

在大多数伴心脏扩大的心力衰竭患者中，为排除冠状动脉粥样硬化或畸形而行冠状动脉造影时需慎重考虑。当存在心力衰竭失代偿性血流动力学改变时，右心导管测定心排血量和心室充盈压有助于临床判断并指导治疗。

（六）心内膜心肌活检

心内膜心肌活检的绝对指征是心脏移植排异反应及蒽环类抗生素心肌毒性反应的监测。以下两组扩张型心肌病可考虑行心肌活检。

（1）症状出现在 3 个月或 6 个月以内。

（2）原因不明的心肌疾病。以淋巴细胞浸润为组织学表现的在第一组患者中阳性率为 5%～20%，第二组患者中不足 10%。由于上述组织学改变的意义尚不确知，有据此确诊的，也有得出其他诊断的。在决定对患者行心内膜心肌活检时，必须考虑到明确诊断对治疗或预后判断的意义有多大。随着新的生物化学技术替代现有的染色，以及显微镜的进一步发展，心肌活检的应用将更加广泛。

五、诊断与鉴别诊断

根据临床表现、辅助检查，并排除其他常见的心脏病如风湿性、冠状动脉粥样硬化性、先天性、高血压性或肺源性心脏病，以及心包疾病或急性心肌炎后，方可诊断本病。可参考以下诊断标准：

（1）起病多缓慢，以充血性心力衰竭为主要表现。

（2）心界扩大，奔马律，可出现各种心律失常。

（3）X 线检查示心影扩大。

（4）心电图示心脏肥大，心肌损害，心律失常。

（5）超声心动图示心室内径扩大，室壁运动减弱，左室射血分数降至50%以下。

（6）排除其他心脏病。

六、治疗

由于本病原因未明，除心脏移植术外，尚无彻底的治疗方法。治疗目标是有效控制心力衰竭和心律失常，缓解免疫介导的心肌损害，提高患者的生活质量和生存率。

（一）心力衰竭的治疗

限制体力活动，低盐饮食，多数患者可用洋地黄制剂，但易发生洋地黄中毒，用量宜小，地高辛常用量为 0.125mg/d。根据患者的血流动力学状态可酌情使用利尿剂和血管扩张剂。几乎所有患者均可使用血管紧张素转换酶抑制剂（ACEI），ACEI 不仅能改善心力衰竭的血流动力学异常，还能阻断心力衰竭时神经内分泌系统的异常激活，抑制心肌重塑，从而改善预后。近年来 ACEI 类药物进展很快，常用药有卡托普利 12.5 ～ 25mg/d，依那普利 2.5 ～ 10mg/d。

（二）心肌保护

1. β - 受体阻滞剂

扩张型心肌病患者血清抗 β_1 - 肾上腺能受体抗体具有 β 受体激动剂样活性，抗 β_1 - 受体抗体可能通过受体门控途径，引起细胞内钙超负荷，导致心肌细胞损害，而 β－受体阻滞剂可阻断上述效应。此外，β－受体阻滞剂可显著降低扩张型心肌病患者血清 TNFα、IL-10 和 sTNFR 水平，提示 β－受体阻滞剂具有免疫调节作用。长期应用 β－受体阻滞剂治疗扩张型心肌病可以预防患者病情恶化、改善临床症状和左心室功能，减少死亡，改善预后。由于扩张型心肌病患者血清中存在抗 β_1－受体抗体，其介导的心肌损害发生在疾病的早期，因此对于早期扩张型心肌病患者应用 β－受体阻滞剂将会得到更好的疗效。常用药物有美托洛尔、比索洛尔、卡维地洛等，应用时应从小剂量开始，无不良反应再逐渐加大剂量，如美托洛尔 6.25mg，2 次 /d，逐渐增加至 12.5 ～ 50mg，2 次 /d；比索洛尔 1.25mg/d，逐渐增加至 5 ～ 10mg/d；卡维地洛起始量为 3.125mg，2 次 /d，逐渐增加至 25 ～ 50mg，2 次 /d。

2. 钙拮抗剂

扩张型心肌病患者血清中存在的抗 ADP/ATP 载体抗体通过增加心肌细胞膜钙电流和胞浆游离钙浓度，引起心肌细胞损伤，应用钙拮抗剂可以防止该效应的发生。1996 年 Figulla 等报道地尔硫草治疗扩张型心肌病多中心试验的结果，显示在心力衰竭治疗的基础上加用地尔硫草治疗能明显改善扩张型心肌病患者的心脏指数和运动耐量。地尔硫草扩张型心肌病干预研究（ISDDC）显示地尔硫草能改善早期扩张型心肌病患者左室舒张末期内径和射血分数，显著改善心功能。预后分析显示，因心力衰竭加重需要住院治疗者减少，死亡率降低。ISDDC 试验证明，地尔硫草治疗扩张型心肌病安全有效，适合于扩张型心肌病的早期治疗，其主要药理机制被认为是干预抗体免疫介导的心肌损害，保护心肌。临床随机双盲 PRAISE 试验提示新的钙拮抗剂氨氯地平能延长扩张型心肌病患者的存活率，对严重心力衰竭患者不增加心血管发病率和病死率。动物实验显示氨氯地平可引起剂量依赖性氮化物产生的增加，同时也增加大冠状动脉和主动脉内氮化物的产生，后者反映一氧化氮（NO）的合成增加；局部血管释放 NO 可使血管扩张。也有学者认为氨氯地平治疗心力衰竭的机制可能是由于该药能降低 IL-6 等细胞因子所致，尤其适于扩张型心肌病早期治疗。

3. 免疫吸附疗法

由于约 70% 扩张型心肌病患者血清中可检出抗 β_1－受体抗体，体外研究显示该抗体可介导 β_1 受体的慢性刺激，导致心肌持续损害和病情进展。国外报道，应用免疫球蛋白吸附法清除扩张型心肌病患者血液中 IgG、IgM、IgA、IgE 和抗

β_1 - 受体抗体，同时进行纠正心力衰竭的基本治疗，经过一年随访，扩张型心肌病患者左心室射血分数、左心室舒张期末内径和心功能均得到明显改善。

4.免疫球蛋白

免疫球蛋白通过调节炎症因子与抗炎因子之间的平衡，产生良好的抗炎效应，改善患者心功能。有研究表明，给新近诊断的扩张型心肌病（出现症状时间在 6 个月内）静脉注射免疫球蛋白 2g/kg，6 个月和 12 个月后 LVEF 增加。

（三）防止血栓形成和栓塞并发症

对于合并房颤的患者，除有禁忌证外，可考虑加用抗凝剂或小剂量溶栓剂（如尿激酶、链激酶、t-PA 等）治疗。华法林、阿司匹林、抵克力得、低分子肝素含化片等长期应用有防止血栓形成的作用。房颤患者如需行电复律必须行食管超声检查，在排除心脏内血栓或者有效抗凝治疗至少 4 周后，才能进行电复律。

（四）抗心律失常治疗

当发生有症状性心律失常或导致血流动力学恶化的室性早搏频繁发作时应积极给予抗心律失常药物，如胺碘酮、普罗帕酮等。

（五）中药

黄芪具有免疫调节作用，可用于本病治疗。

（六）其他

1.甲状腺素

有研究报道，成人扩张型心肌病患者大多伴有亚临床型甲状腺病变，经用甲状腺素（100μg/d）后，可见左室射血分数增加，左室心肌变力效应得以改善，静息状态外周阻力降低和心排血量增加。甲状腺素还可增加 β - 受体密度，从而改善扩张型心肌病患者伴随的 β - 受体下调。目前，甲状腺素尚处于临床试用阶段，须进一步研究及临床验证。

2.生长激素

生长激素（GH）不仅参与人体生长的调节过程，而且还可参与心脏的发育和心肌增厚的调节。GH 缺乏可减少左室心肌重量、减低左室射血分数；慢性

GH 缺乏可引起扩张型心肌病，甚至出现心力衰竭。研究显示扩张型心肌病患者左室心肌重量改变与血浆 IGF 浓度改变相关。基于 GH 用于 GH 缺乏患者能增加左室心肌重量，改善心功能，提示 GH 可用于扩张型心肌病的治疗。GH 用于治疗扩张型心肌病目前也处于临床试用阶段，疗效有待观察。

（七）介入治疗

1. 双心室同步起搏

近几年，双心室同步起搏用于顽固性心力衰竭的治疗已取得令人振奋的结果。虽然双心室同步起搏对心力衰竭原发病因及心肌病变不起作用（如心肌缺血及心肌劳损），但可纠正心功能异常。双心室同步起搏可恢复双心室电及机械活动的同步化，使 QRS 波明显变窄，心室间机械延迟缩短，心室充盈时间明显增加，减少二尖瓣反流，使Ⅲ级～Ⅳ级心力衰竭患者的心功能得到不同程度的改善，心脏缩小，从而达到改善预后，延长生存时间的目的。

2. 心脏自动转复除颤器（AICD）

对从心脏停搏恢复的所有患者、伴有反复性室性心动过速引起休克或心力衰竭恶化，而且不能被抗心律失常药物治疗控制的患者，皆应植入 AICD。对伴顽固性阵发性室性心动过速、心室颤动的扩张型心肌病患者安置 AICD 能自动中止突发的室性心动过速和心室颤动，明显延长患者寿命，但不能终止病情的发展。

3. 射频消融

对伴慢性心房扑动的患者，主张施行射频消融术。临床研究发现，随着心房扑动的消失，心脏功能可得到明显改善。

（八）外科治疗进展

1. 左室减容手术

左室减容手术由 Batista 等首先报道，他们将扩张型心肌病患者扩大的左心室游离壁纵向部分切除，结果发现术后患者左室容积减小，心功能得以改善。左室减容术基于扩张型心肌病患者左室扩大、松弛，而减容手术后左室腔减小，更趋于椭圆形，左室壁局部应力减小，心室肌僵硬度减低，减少左室后负荷（如收缩期室壁应力），进一步减少心室耗氧量，改善左室泵功能。

2. 动态心肌成形术

1993 年由 Carpentier 等首先报道，将扩张型心肌病患者左侧背阔肌分离、包裹扩大的心脏，术后 2 周开始用直流电刺激背阔肌，以增加左心室的收缩力。作者总结 7 年中 52 例接受心肌成形术的心力衰竭患者，结果显示术前死亡率 23%（12/52），术后死亡率 20%（8/40），术后实际 7 年存活率 70.4%。随访中发现患者心功能改善，LVEF 提高。心导管显示肺动脉压、肺毛细血管楔嵌压和左室压无明显改变。当心脏移植禁忌时，此法可作为替代方法之一。该手术改善心功能的作用机制在于：

（1）骨骼肌包绕心脏，起到缠绕效应，从而停止衰竭心肌的重构。

（2）骨骼肌的主动收缩，辅助增强了衰竭心脏的收缩力。

3. 左心辅助装置（LVAD）

有学者提出临时机械循环支持用于等待心脏移植的晚期心衰患者的过渡时期。目前报道的左心辅助装置（LVAD）主要有 TCI 和 Navaco 两种可埋藏式LVAD。LVAD 包括体内安置的驱动器、体外控制部和电池盒。驱动部安置在腹腔，经流入管、流出管穿过膈肌分别连接升主动脉近端和左室心尖部。经皮导线连接驱动部和控制部及电池盒。驱动部内安置方向相反的两个驱动片，一个生物瓣（猪心包）和能量转换器，可将左心室血液直接泵入升主动脉。体外控制部和电池盒可挂于皮带上或置于挎包中，便于携带。LVAD 能提供最大搏出量 70mL，泵排出量 10L/min。有报道多中心临床试验，34 例等待心脏移植的晚期心力衰竭患者应用 LVAD 后，肝、肾功能明显改善，心功能改善，LVAD 使用时间甚至超过 300 天；65% 患者得以接受心脏移植。安置 LVAD 有发生以下并发症的可能：出血、感染、右心衰竭、溶血、周围器官功能失调和血栓栓塞等。虽然如此，LVAD 仍不失为等待心脏移植过渡时期的一种治疗方法。

4. 心脏移植

1967 年 Barnard 首次完成同种异位心脏移植术后，30 多年来心脏移植已从试验阶段过渡到临床应用阶段，目前在国际上应用渐广。Hosenpud 等报道国际心脏移植登记（包括 301 个心脏移植中心）从 1982 年至 1998 年 3 月，全世界共进行心脏移植 45 993 例，1 年存活率 97%，5 年存活率约 65%，半数死亡时间 8.7 年，每年死亡率约 4%，随着时间的推移和技术发展，存活率随之提高。半数死亡时间 1980～1985 年为 5.3 年、1986～1990 年为 8.8 年、1991～1997 年为 9.4 年。目前心脏移植技术日臻成熟，能提高患者存活率，改善心功能，提高生活质量，是晚期扩张型心肌病患者有效治疗方法之一。

心脏移植存在以下问题：

（1）供体缺乏。

（2）费用昂贵。

（3）术后感染。

（4）术后排斥反应。

我国心脏移植起步较晚，发展相对缓慢。1978 年上海瑞金医院首例心脏移植患者存活 109 天。1992 年北京安贞医院、牡丹江心血管医院、哈尔滨医科大学二附院先后成功报道心脏移植，目前存活者已有超过 5 年者。1993 年北京阜外心血管病医院报道心肺移植。至今我国心脏移植例数有限，与国际水平相比，存在明显差距。

5. 自体骨骼肌卫星细胞移植术

自体骨骼肌卫星细胞移植术是一种近年来发展起来的用于治疗扩张型心肌病、心肌梗死等疾病的新型手术方法。其基本原理是用具有多分化能力的骨骼肌干细胞通过移植的方法，来代替功能低下或没有功能的心肌。移植细胞在心肌内分化、成熟为类似于心肌细胞收缩、结构、电生理特性的骨骼肌细胞，并具有增强心功能效应。该方法目前处于实验研究阶段，其临床效果，尤其是远期疗效还未见报道。

第二节　肥厚型心肌病

肥厚型心肌病（肥厚型心肌病）是一种以心肌进行性肥厚、心室腔进行性缩小为特征，以左心室血液充盈受阻、舒张期顺应性下降为基本病理特点的原因不明的心肌疾病。根据左室流出道有无梗阻可将其分为梗阻型和非梗阻型两型。二者的区别在于静息状态下做可引起左室舒张末期容积减小的动作时流出道有无梗阻，以及是否有收缩期压力阶差形成。本病曾被称为非对称性室间隔肥厚（ASH）、肥厚梗阻型心肌病（HOCM）、特发性肥厚性主动脉瓣下狭窄（IH-SS）等，但由于心肌肥厚可为向心性肥厚，多数情况下并无流出道梗阻，故上述提法现已基本上被肥厚型心肌病取代。

一、病因

（一）遗传因素

肥厚型心肌病可由多个单基因突变引起，至今已发现有 7 个基因、70 余种突变与该病有关，其中最具特征性的是位于第 14 号染色体上的肌球蛋白重链（MHC）基因突变。虽然不同的基因突变可产生类似的心肌肥厚，但有些基因突变似呈良性临床过程。约 50% 肥厚型心肌病患者有家族史，表现为常染色体显性遗传，也可见同一家族中多个成员自发地发生相同基因突变而无明确家族史者。

1989 年，Jarcho 等对一个大的法兰西高加索裔家系进行了分析，揭示了该病的第一个染色体位点 14q1，从而确认了该病的第一个易感基因——β-MHC 基因。迄今为止，已经公认有 7 个肌节收缩蛋白基因突变可以导致肥厚型心肌病，它们是：β- 肌球蛋白重链（β-MHC）、心肌肌钙蛋白 -T（cTn-T）、α- 原肌球蛋白（α-TM）、肌球蛋白结合蛋白 -C（MyBP-C）、必须性肌球蛋白轻链（ELC）、调节性肌球蛋白轻链（RLC）和肌钙蛋白 -I（cTn-I），这些基因突变造成的肌节收缩和（或）调节功能异常可能是肥厚型心肌病的主要原因。

进一步研究发现，不同的基因突变所致肥厚型心肌病的临床表现及其预后不尽相同，同一基因不同编码区的突变所致肥厚型心肌病的临床表现及预后也有差异，而且同一家系携带相同致病基因的成员，也并不全部表现有心肌肥大。上述导致肥厚型心肌病遗传异质性的原因尚不清楚，推测除遗传因素外，可能还受性别、生活习惯、运动方式等因素的影响。此外，血管紧张素转换酶 DD 基因型与肥厚型心肌病关系近年来也引起人们的重视。

（二）其他发病学说

1.毒性多肽学说

该学说认为，由基因突变所产生的异常多肽可与其他心肌成分结合，使正常心肌纤维的生物合成发生障碍。

2.无效等位基因学说

无效等位基因学说是指基因突变可生成一种截断蛋白，使正常肌小节蛋白生成减少，从而影响到粗肌丝或细肌丝的结构与功能，进而导致整个肌小节结构和功能异常。含功能不全蛋白的心肌不能维持正常功能而导致代偿机制启动，心肌细胞 c-myc、c-fos 等原癌基因表达增强，促进心肌细胞蛋白质合成，从而使心肌纤维增粗，心肌肥大。

3.钙通道异常

含 α-TM 基因 AsP175Asn 突变患者及转基因鼠的心肌纤维发现，它们对钙离子的敏感性均高于正常心肌纤维。因此，在较低的钙离子浓度时肌丝的张力较正常为高，肌纤维的收缩能力增强。持续增强的收缩状态可诱发心肌肥厚及心肌舒张功能不全。

4.儿茶酚胺活性增强

研究表明，胎儿时期儿茶酚胺产生过多或活性增强可导致心肌细胞排列紊乱及室间隔非对称性肥厚；在肥厚型心肌病患者中也发现存在儿茶酚胺活性增强和环磷酸腺苷贮存减少；将去甲肾上腺素加入心肌细胞培养液中，可见心肌细胞内 c-myc 基因转录水平增加了 5～10 倍，这一反应可被 α 受体阻滞剂阻遏，被蛋白激酶 C 活化剂增强，提示去甲肾上腺素可能通过 α 受体激活磷酸肌醇酯／蛋白激酶 C 途径使 c-myc 基因表达增加。

二、病理生理

本病以心肌肥厚和心脏重量增加为特征，可表现为全心、室间隔、心室游离壁、心尖及乳头肌肥厚，其中以室间隔肥厚最常见，肥厚的心室壁可超出正常 3 倍以上，从而导致心室腔明显缩小。肥厚可为非对称性（占 90%）、对称性（占 5%）及特殊部位肥厚。有些患者可仅表现为右心室肥厚，严重者可形成右室流出道梗阻及收缩期压力阶差。根据室壁肥厚的范围和程度不同，可将本病分为 3 型：

（1）非对称性室间隔肥厚。

（2）对称性左心室肥厚。

（3）特殊部位肥厚。

病理组织学表现为心肌细胞极度肥大，排列紊乱，细胞核畸形，肌束结构破坏呈螺旋状。随病情发展心肌纤维化成分逐渐增多，并可有冠状动脉壁增厚、管腔变小。

肥厚的室间隔于收缩期凸向左室流出道及二尖瓣前叶前移靠近室间隔是造成左心室流出道狭窄的主要原因。大约25%的患者有流出道梗阻，导致左心室与流出道之间于收缩期出现压力阶差，后者在收缩中期可达到接近重度主动脉瓣狭窄时的压力阶差水平。血流动力学研究表明，二尖瓣前叶在心室收缩时前移程度以及贴靠于肥厚室间隔上的时间，是影响流出道压力阶差及左心室射血时间延长的主要因素。收缩期二尖瓣前叶越早贴靠在室间隔上，压力阶差就越大，射血时间延长就越明显。此外，凡能降低左室容量的因素，如血管扩张、Valsalva动作、下蹲后突然站立等，均可诱发收缩期压力阶差出现或使其加重；增强心肌收缩力的因素，如紧接室性期前收缩之后的心脏冲动等，也可增加流出道的压力阶差；而握拳动作因增加了外周血管阻力，可使压力阶差减小。收缩期压力阶差增高，可使心排血量降低及心室充盈压升高，通过刺激迷走神经引起反射性晕厥；心肌细胞排列紊乱引起的严重室性心律失常，也可导致晕厥。

心肌肥厚、心室舒张期顺应性降低及左室充盈压增高，可引起气短，特别是活动后心慌、气短；心排血量降低导致的心率加快进一步缩短左室充盈期，如此形成恶性循环，降低心脏的储备功能和运动耐量。晚期心肌的收缩及舒张功能均发生障碍，但以舒张期心肌松弛异常为主。肥厚型心肌病患者冠脉血流的增加不适应室壁增厚的程度，不能满足肥厚心肌的需氧量，从而导致相对性心肌缺血，故心绞痛相当常见。长期缺血可使肥厚的心肌变性、萎缩及纤维化，丧失收缩能力，最终导致左室扩大及充血性心力衰竭。

三、临床表现

（一）症状

早期多无症状，晚期依心肌肥厚及心腔缩小的程度、有无左或右心室流出道梗阻及有无心律失常，症状轻重相差悬殊。主要表现为心脏扩大、进行性心功能减退、各种心律失常、房室腔内血栓形成、栓塞性并发症及猝死等。

大部分患者发病年龄在20～40岁，偶有50岁以后发病者。流出道梗阻严重者，早期即可出现头晕、晕厥及心前区疼痛，甚至猝死；而心尖肥厚型者症状较轻。

多数患者静息状态下症状轻微，但活动后尤其是体育活动或较强体力劳动后症状加重。80%的患者有劳力性呼吸困难，与左心室舒张功能不全，肺淤血有关；约2/3患者有非典型的心绞痛，可能系肥厚的心肌需氧量增加，冠状动脉供血相对不足所致；约1/3患者有先兆晕厥或晕厥，常发生于重体力活动的当时或刚结束之后，由于左心室流出道梗阻加重，脑供血不足所致。每年有4%～6%的患者发生猝死，年龄较轻者，特别是年轻运动员更易发生，活动常为其诱因。左心室流出道梗阻、心排血量降低导致冠状动脉血量减少，以及肥厚心肌供血不足造成心肌细胞除极不均匀易产生心室颤动等，均参与猝死的发生。疾病晚期心腔可明显扩大，出现充血性心力衰竭的临床表现，此时的表现与扩张型心肌病相似。

（二）体征

无症状患者除心尖搏动稍增强外，可无其他异常体征。有些患者，可触及心房搏动或听到第四心音，此为心室顺应性下降，心房收缩增强所致。若有室间隔肥厚，且造成左室流出道梗阻时，则于心尖部内侧和胸骨左缘第4—5肋间可闻及粗糙的收缩期杂音，该杂音的特点在于可向胸骨上端及主动脉瓣第一听诊区（心底部）传导，但罕有收缩期震颤。凡是增加心肌收缩力、减轻心脏后负荷或降低心室容积的因素如含化硝酸甘油或体力运动等，均可使杂音增强，而使用β－受体阻滞剂或取下蹲位，可使杂音减轻。心尖区常可闻及二尖瓣反流性杂音，第二心音通常有分裂。当收缩期压力阶差阻碍射血时，可见颈动脉双峰搏动，颈静脉可见明显A波，后者通常是室间隔肥厚所致右室顺应性降低的反映。随着病程进展，血压（尤其是收缩压）可逐渐降低，脉压变小。

四、辅助检查

（一）心电图

心电图显示主要为左室肥厚和异常Q波，后者有时会被误认为心肌梗死。多数患者$S_{V1} + R_{V5} \geq 4.0mV$或$R_{V5} \geq 2.5mV$。30%～50%的患者在Ⅱ、Ⅲ、

aVF 及 $V_{4\sim6}$ 导联可出现深而窄的 Q 波。相应导联常出现 T 波直立，在心尖肥厚型和左室壁肥厚型者 $V_2 \sim V_5$ 导联常呈 QRS 波增高伴巨大倒置的 T 波，T 波可随心尖部室壁厚度的变化而逐年加深，药物治疗难以奏效；多导联 T 波倒置多见于全心肥厚型心肌病。左房增大可引起 P 波增宽，而 P–R 间期缩短和 QRS 波起始部模糊可被误认为预激综合征。

（二）动态心电图

有助于发现各种形式的心律失常。Holter 可在 50% 以上的患者检出室性心律失常，19%～36% 患者检出无症状性室性心动过速，25%～50% 的患者发现室上速，5%～10% 可有心房颤动。

（三）超声心动图

超声心动图对本病有重要的诊断价值。典型的超声心动图改变多见于有流出道梗阻者，特征性表现如下。

（1）室间隔明显肥厚：典型的非对称性室间隔肥厚时，室间隔与左心室后壁厚度之比 > 1.3～1.5，增厚的室间隔心肌回声增强，并可呈毛玻璃样或粗细不均的斑点状回声。增厚的心肌运动幅度明显减低，而正常部位心肌运动可正常或代偿性增强，但非对称性肥厚并非诊断肥厚型心肌病的必需条件。

（2）二尖瓣前叶收缩期前向运动（SAM），为本病较为特征性的表现之一。

（3）左室流出道狭窄，可见此处收缩期血流增快，在 SAM 近主动脉瓣侧有湍流频谱。

（4）主动脉瓣收缩中期部分性关闭。其他改变包括：左心室腔缩小、左心室舒张功能障碍、左心室顺应性下降、二尖瓣脱垂及收缩期二尖瓣关闭不全等。多普勒组织成像技术能评价静息状态下是否存在左室流出道压力阶差及二尖瓣反流。

（四）胸部 X 线检查

X 线检查对诊断本病的敏感性和特异性均较低，约 3/4 患者心影多不增大或可见左心室轻度增大；有心力衰竭表现者左心缘可明显突出，并可见肺淤血及间质性肺水肿征象。

（五）心导管检查

可用于确定收缩期压力阶差的大小及老年患者是否合并冠状动脉病变。本病表现为左心室舒张末压上升，有梗阻者在左心室腔与流出道间有压力阶差，常 > 20mmHg（2.6kPa）。心室造影显示左心室腔变形，呈香蕉状、舌状或纺锤状（心尖部肥厚时）。冠状动脉造影多无异常。

（六）磁共振心肌成像

可直观反映心室壁肥厚和心室腔变小，尤其对特殊部位的心肌肥厚和对称性肥厚更具诊断价值。

（七）心肌活组织检查

可见心肌细胞畸形肥大、排列紊乱等，有助于诊断。

五、诊断与鉴别诊断

对于梗阻型扩张型心肌病，诊断的主要依据为特征性临床表现及胸骨左缘收缩期杂音。超声心动图是极为重要的无创伤性诊断方法。此外，许多物理检查技术也有诊断价值，其中最有意义的是从蹲位突然直立后的血流动力学改变。蹲位可使静脉回流增加、主动脉压力升高及心室容量增加，缩小左心室与流出道的压力阶差，从而使杂音减轻，而突然直立有相反的作用，可引起流出道梗阻加强，杂音增强；此外 Valsalva 动作也可使杂音增强。

对无症状或有类似冠心病症状者，特别是年轻患者，结合特征性心电图改变、超声心动图及心血管造影等可做出诊断。阳性家族史也有助于诊断。

肥厚型心肌病须与下列疾病鉴别：

（1）高血压所致心肌肥厚：是由于心肌组织长期持续超负荷做功而导致的继发性改变，其心肌肥厚的程度与血压水平和病程呈平行关系。

（2）冠心病性心绞痛：患者年龄多偏大，心脏无特殊杂音。X 线可见主动脉多增宽或有钙化现象。冠脉造影异常可助鉴别。

（3）主动脉瓣狭窄：其收缩期杂音部位较高，并向颈部传导，X 线检查常可见升主动脉扩张，左心导管及超声心动图检查可助鉴别。

（4）室间隔缺损：其收缩期杂音位于胸骨左缘第3—4肋间，占全收缩期，粗糙而响亮，并伴有收缩期震颤；超声心动图于心室水平可见左至右分流征象，左室造影显示造影剂由室间隔缺损处进入右室腔。

六、治疗

治疗目的是减轻左室流出道梗阻，缓解症状，尽可能逆转心肌肥厚，改善左室舒张功能，抗心律失常，预防猝死，提高长期生存率。

（一）β – 受体阻滞剂

β – 受体阻滞剂仍为治疗肥厚型心肌病的首选药物，因本病患者心肌对儿茶酚胺敏感性较高，β – 受体阻滞剂可阻断儿茶酚胺的作用，降低心肌收缩力，并可通过减慢心率，延长心室舒张充盈期，增加舒张期充盈量，减轻左室流出道梗阻，并有预防、治疗心律失常的作用。此外，由于β受体阻滞剂能减慢心率，延长舒张期心室充盈，并通过负性肌力作用减少心肌耗氧量，故有效缓解患者的呼吸困难和心绞痛，改善运动耐量，并可防止运动时伴随的流出道梗阻的加重，尤其适用于梗阻性肥厚型心肌病。据资料显示，β受体阻滞剂可使33%～50%患者的症状改善，以普萘洛尔（心得安）应用历史最长，可自30mg/d起，逐渐增加至120mg/d，或直至静息态心室率不低于60次/分为最大有效剂量，维持应用，至2年常可见疗效。近年来也有应用美托洛尔（25～100mg/d）逆转心肌肥厚。

（二）钙通道阻滞剂

钙通道阻滞剂是治疗有症状性肥厚型心肌病的重要药物。该药可选择性抑制细胞膜 Ca_2^+ 内流，降低细胞内 Ca_2^+ 利用度和细胞膜与 Ca_2^+ 的结合力，减轻细胞内钙超负荷，减少心肌细胞内 ATP 的消耗，干扰兴奋收缩耦联，抑制心肌收缩，改善左室舒张功能及局部室壁运动的非同步性，减轻心内膜下心肌缺血，从而有利于减轻左室流出道梗阻，降低左心室流出道压力阶差，长期应用可获良好疗效。

钙通道阻滞剂中以维拉帕米最为常用。当β受体阻滞剂无效时，改用维拉帕米后60%的患者症状可得到较好改善，这与维拉帕米能更好地减轻流出道梗阻，改善心室舒张功能有关。钙通道阻滞剂应避免与 β 受体阻滞剂联合使用，但对伴有明显流出道梗阻和（或）明显肺动脉压升高或严重舒张功能异常者，可谨慎合用，但应避免血流动力学发生严重改变。此外，其他钙通道阻滞剂如地尔硫草也可用于肥厚型心肌病，而硝苯地平则因具有强烈的扩血管作用，导致血压下降，流出道梗阻增加，对肥厚型心肌病不利，应避免使用。

（三）心力衰竭的治疗

对伴有严重心力衰竭症状的肥厚型心肌病患者，可在应用 β 受体阻滞剂或维拉帕米的基础上适当加用利尿剂，以改善肺淤血症状，但因存在心脏舒张功能异常，应注意避免过度利尿，影响心室充盈。

（四）心房颤动的治疗

约 20% 的成人患者可合并心房颤动（简称房颤），是肥厚型心肌病的重要并发症，也是导致血栓性栓塞、心力衰竭与死亡增加的原因之一。此外，房颤时过快的心室率可降低心室的舒张期充盈，减少心排血量，从而导致本病恶化，故应积极治疗。房颤一旦发生应立即复律，或至少控制心室率，以改善多数患者的症状。胺碘酮对恢复和（或）维持窦性心律是有效的，β 受体阻滞剂或维拉帕米也可有效控制心室率。此外，对慢性房颤或反复阵发性房颤患者还应予以抗凝治疗。

（五）感染性心内膜炎的预防

感染性心内膜炎是肥厚型心肌病的主要并发症，且与疾病的致残率与死亡率有关。其发生主要是由于左室流出道梗阻，使左心室射血流速高且形成湍流，心室收缩时二尖瓣前向运动与室间隔反复接触，以及二尖瓣反流等，造成慢性心内膜损伤，构成感染性心内膜炎发生的基础。赘生物可发生于二尖瓣和（或）主动脉瓣及室间隔与二尖瓣接触处。有报道肥厚型心肌病并发感染性心内膜炎的发生率约为 0.5%～5%，其中伴左心房明显增大（≥50mm）者发生率更高。因此，对伴有左心房扩大的肥厚型心肌病患者应使用抗生素预防感染性心内膜炎的发生。

（六）猝死的防治

胺碘酮对防治肥厚型心肌病合并的室性心律失常有效，且可减轻症状，改善运动耐量。肥厚型心肌病容易发生快速型室性心律失常与猝死，这可能与其心肌细胞排列异常及心肌纤维化导致的心电生理异常有关。猝死可发生于无症状或症状极轻的患者，或左心室肥厚程度亦不十分严重的患者，与左室流出道梗阻也无明显的相关性。目前多数研究现认为，猝死与某些类型的基因突变有关。在临床上，凡是有肥厚型心肌病早逝家族史者、有不可解释的反复晕厥史者、反复发作的非持续性室性心动过速或持续性室性心动过速者、有严重的弥漫性左心室肥厚（室壁厚度 ≥ 30mm）者，以及运动后血压出现异常反应等，均认为是猝死的高危患者，对这些患者主张都应用胺碘酮或安置埋藏式心脏复律除颤器作为一级预防；而对有心脏骤停复苏史者及反复发生的持续性室性心动过速者，埋藏式心脏复律除颤器是防治猝死的首选。

（七）其他

对症状明显且药物治疗无效的患者，可考虑采用其他干预方式如手术、酒精消融或双腔起搏治疗等，以达到减轻流出道梗阻、缓解症状、预防并发症的目的。

1. 外科治疗

手术治疗开展于 20 世纪 50 年代末期，其适应证为有明确的流出道梗阻，室间隔与左室游离壁厚度之比 > 1.5，静息态压力阶差 ≥ 50mmHg，伴严重心力衰竭且内科治疗疗效不佳的肥厚型心肌病患者。手术的目的在于增宽左室流出道，消除和（或）松解左室流出道梗阻，减轻流出道的压力阶差，同时改善二尖瓣收缩期前向运动及其与室间隔的接触。但对那些仅在某些诱发因素存在时才出现明显压力阶差的患者，是否手术尚有争议。

目前应用最广泛的手术方式是经主动脉途径的室间隔部分心肌切除术和室间隔心肌剥离扩大术。对室间隔基底段肥厚患者，一般采用主动脉切口途径，选择主动脉右冠瓣与左冠瓣交界下切除（Bigelow 切除术）或主动脉右冠瓣下方切除（Morrow 切除术）；对伴有二尖瓣前叶明显延长的患者可同时行心肌切除及二尖瓣前叶缝折术，以减少术后二尖瓣前移的异常；对室间隔仅有轻度增生，前间隔

基底部增厚 ≤ 18mm 者，心肌切除术有较高的导致室间隔穿孔的危险，选择手术应谨慎；对合并二尖瓣病变（如二尖瓣脱垂）造成严重二尖瓣反流者，乳头肌异常插入二尖瓣前叶形成心室腔中部梗阻者，以及 Morrow 术后症状仍较严重或流出道梗未能明显缓解者，应行二尖瓣置换术。

多数患者术后症状可缓解，二尖瓣关闭不全及流出道压力阶差几乎可完全消失。北美及欧洲各治疗中心约 1500 例手术资料表明，70% 以上的患者流出道的压力阶差术后可完全消除或明显减轻，症状改善可维持 5 年或 5 年以上。

手术并发症包括左束支传导阻滞、完全性房室传导阻滞（其中 5% 需安置永久起搏器）、室间隔缺损、主动脉瓣反流、心律失常与进行性左心室功能异常等。随着外科手术方法的改良及术中应用超声心动图指导室间隔切除的部位与程度，已使并发症明显减少。手术及术后死亡率为 8%。近年来，在有经验的医疗中心，手术死亡率已降至 2% 以下。老年人或联合其他心脏手术时，其危险性增加。

目前认为手术可缓解症状，改善患者的心功能，但其能否改善本病的预后尚无明确定论。

2. 经皮经腔间隔心肌消融术（PTSMA）

PTSMA 术是近年来正在发展中的新技术。1994 年吉特森（Gietzen）等发现经导管暂时阻断左冠脉第一间隔支可缓解梗阻性肥厚型心肌病患者的流出道梗阻，1995 年西格瓦特（Sigwart）首次将该技术应用于临床。该法是向肥厚室间隔相关的供血支（多为左冠脉前降支第一间隔支）内缓慢匀速注入 96% ～ 99% 的无水酒精 0.5 ～ 3.0mL，使其产生化学性闭塞，导致前间隔基底段心肌梗死，使该处心肌变薄，从而减少或消除左心室肥厚及流出道压力阶差，减轻症状。目前，有近千例 PTSMA 治疗观察表明，近、中期疗效较可靠，临床症状的改善与间隔切除术相当，对左室压力阶差的改善比起搏治疗更有效。如西格维斯（Seggewiss）等报道 80% 的患者 PTSMA 后左心室压力阶差较术前减少 50% 以上，3 个月后可有更进一步的改善；45% 的患者左心室压力阶差消失，平均心功能也明显好转。

PTSMA 的主要适应证为药物治疗无效或不能耐受手术，伴有室间隔厚度 ≥ 18mm，主动脉瓣下梗阻，静息态时左心室流出道压力阶差 ≥ 50mmHg（6.6kPa），或虽静息态时压力阶差仅 30 ～ 50mmHg（3.9 ～ 6.6kPa），但应激时 ≥ 70mmHg（9.3kPa），症状严重且无左心室扩大的 O 肥厚型心肌病患者。症状较轻者，以及合并严重二尖瓣病变、冠状动脉三支病变或左束支传导阻滞者均不适应于本法治疗；年幼或高龄者也须慎重考虑。

PTSMA 最主要的并发症为非靶区心肌梗死、Ⅲ度房室传导阻滞或室性心律失常，甚至死亡。术中心肌声学造影可使 PTSMA 获得更好疗效，并可避免非靶区域的误消融，减少并发症，特别是因Ⅲ度房室传导阻滞而需植入永久起搏器者已从 25% 降至 13%。但酒精消融可引起室间隔瘢痕形成，其诱发威胁生命的室速倾向与猝死危险，以及该术对左心室功能的长期影响，尚需进行前瞻性的随机研究证实。本方法技术要求较高，目前仍处于临床试验阶段，应在有经验的心脏中心开展，并严格选择病例。治疗成功的关键在于正确选择肥厚室间隔相关的供血支，确切的疗效评价有待更多病例的长期随访结果。

3. 永久性双腔心脏起搏器（DDD）治疗

目的是通过房室同步、改变心室激动顺序，使最早的心室激动从右心室心尖部开始，导致肥厚的室间隔向右心腔靠移，从而减轻左室流出道狭窄，并避免收缩期二尖瓣前叶前向运动。

早期的非双盲对照研究显示，DDD 心脏起搏可改善症状及降低左室流出道梗阻，并有 5 年后血流动力仍在改善的报道。1997 年以来有几个随机双盲交叉临床试验，包括欧洲 12 个中心的随机双盲研究，都以 AAI 起搏方式作为对照，评估 DDD 起搏的疗效。多数结果显示，DDD 起搏后左室流出道梗阻、生活质量与运动耐量均较基础状态有明显好转，压力阶差的改善较对照组为好。也有报道36% 左右患者症状无改善或恶化，40% 患者左室流出道梗阻无明显下降甚或增高，提示 DDD 起搏对症状与压力阶差改善的不恒定性。因此，对 DDD 起搏治疗的确切效果尚需进一步探讨，该方法尚不能作为肥厚型心肌病的主要治疗方式。目前 DDD 起搏治疗的指征是限于有症状的肥厚型心肌病患者伴药物治疗无效或不能耐受药物治疗者，或无手术或消融指征者，或具有高危因素又不愿意接受手术者，以及有其他须行起搏治疗指征的患者。

第三节　限制型心肌病

限制型心肌病（RCM）是一种较少见的心肌病，发病率明显低于扩张型和肥厚型心肌病，其病理改变为心内膜和内膜下纤维组织增生，心内膜明显增厚和心肌纤维化，心室壁变硬，心室腔缩小或闭塞，心室舒张功能明显降低，但心室收缩功能正常或轻度降低，一般无心肌肥厚和心包病变。临床表现为缓慢发展的右心衰竭，其中肝大、腹水、水肿和颈静脉怒张较为突出，血流动力学改变与缩窄性心包炎相似。

一、分类

按病因，WHO 将 RCM 分为原发性 RCM 和继发性 RCM。原发性 RCM 病因不明，心室充盈受限为主要表现，但无心肌肥厚和心室腔扩大，病理检查无继发性心肌病变，又称特发性限制型心肌病（IRCM）。继发性 RCM 是指心肌病变由某一明确的原因所致，或为全身其他系统疾病累及心肌。病理检查可发现特异性心肌病理改变，如淀粉样变、嗜酸性粒细胞增多症、血色病等，常可累及心脏，引起限制型心肌病，而结节病、放射反应、硬皮病等引起的限制型心肌病少见。

二、病理

（一）部位

病变可仅累及一侧心腔，也可同时累及两侧心腔，以后者相对多见。病变多分布于心室流入道、心室腔和心尖部，终止于流出道嵴。

（二）病变分期

一般分为 3 期，但各期改变可重叠存在。

1. 坏死期

坏死期为早期改变，在心内膜和心肌血管周围常见圆形细胞和嗜酸性粒细胞浸润，伴心内膜坏死和心肌细胞溶解。

2. 血栓形成期

坏死后易致血栓形成，典型表现为大片血栓覆盖于增厚的心内膜上。

3. 纤维化期

纤维化期属后期改变，致密的纤维组织沉积于心内膜和心肌内 1/3 层。当纤维结缔组织发生玻璃样变时，心内膜可呈珍珠白样增厚，厚度可达 4 ～ 5mm。

（三）心脏结构改变

心内膜增厚和血栓覆盖可累及全部心室，使心室腔闭塞，此时称为闭塞性心肌病，多发生于右心室。血栓及纤维素也可沉积于双心室流入道，使心室充盈受限或心腔闭塞。当血栓及纤维组织累及二尖瓣、三尖瓣、腱索和乳头肌时，则可出现二尖瓣或三尖瓣关闭不全。瓣膜关闭不全及心室充盈受限的结果常是心房腔扩大。心室壁多无增厚，冠状动脉也无异常。

三、病理生理

心内膜和内层心肌坏死及纤维组织增生，可使心室顺应性降低，心室舒张充盈明显受限，故曾称之为"缩窄性心内膜炎"。左心室心内膜心肌纤维化者，可导致左心室舒张末压增高及肺血管瘀血，继而发生肺动脉压升高；右心室受累时，虽有右心室舒张末压增高，但肺动脉压多无变化；而双心室受累者临床上常仅有右心室受累的表现。由于舒张早期心室腔尚可扩大，室内压相对下降，血液从心房急速流入心室使之充盈，形成快速充盈相，故在心室压力曲线上，可见舒张早期压力曲线深陷；但舒张中、晚期时心室腔不能继续扩大，心室充盈减慢，导致压力曲线呈典型的平台样改变。

四、临床表现

（一）一般表现

本病多发生于热带和温带，热带稍多于温带。各年龄组均可患病，男性患病率高于女性，男女之比约为 3：1。早期仅有发热、全身倦怠，多见于嗜酸性粒细胞增生者。后期多出现心力衰竭及体、肺循环栓塞。

（二）心室功能障碍表现

右心室或双心室病变者常以右心衰竭为主，临床表现酷似缩窄性心包炎。左心室病变者，因舒张受限，尤其在并存二尖瓣关闭不全时，可出现明显的呼吸困难等严重左心衰竭的表现及心绞痛。

（三）体征

体征包括血管及心脏方面的异常体征。常见的有颈静脉怒张、Kussmaul 征、奇脉。心界正常或轻度扩大，第一心音低钝，P_2 正常或亢进，可闻及奔马律和收缩期杂音。

五、辅助检查

（一）心电图

P 波常高尖，QRS 可呈低电压，ST 段和 T 波改变常见，可出现期前收缩和束支传导阻滞等心律失常，约 50% 的患者可发生心房颤动。

（二）X 线

病变易侵及右心室，约 70% 显示心胸比例增大，合并右心房扩大者心影可呈球形。左心室受累时常可见肺淤血。个别患者尚可见心内膜钙化影。

（三）超声心动图

超声心动图是确诊 RCM 的重要方法，约 82% 的患者表现为心室腔狭小、心尖闭塞、心内膜回声增强、房室瓣关闭不全、心房扩大和附壁血栓，二尖瓣叶呈多层反射、后叶常无活动。心室舒张早期内径可增大，经二尖瓣血流加速导致 E

峰高尖，但 E 峰减速时间缩短，常 ≤ 150ms，多普勒血流图可见舒张期快速充盈突然中止；舒张中、晚期心室内径无继续扩大，A 峰减低，E/A 比值增大，具体标准为：E 峰 ≥ 1.0m/s，A 峰 ≤ 0.5m/s，E/A 比值 ≥ 2.0，等容舒张时间缩短 ≤ 70ms。

（四）心导管检查

心导管检查是鉴别 RCM 和缩窄性心包炎的重要方法。半数病例心室压力曲线可出现与缩窄性心包炎相似的典型"平方根"形改变和右心房压升高及 Y 谷深陷。但 RCM 患者左、右心室舒张压差值常超过 5mmHg，右心室舒张末压 < 1/3 右心室收缩压，右心室收缩压常 > 50mmHg（6.6kPa）。左室造影可见心室腔缩小，心尖部钝角化，并有附壁血栓及二尖瓣关闭不全。左室外形光滑但僵硬，心室收缩功能基本正常。

（五）心内膜心肌活检

心内膜心肌活检是确诊 RCM 的重要手段。根据心内膜心肌病变的不同阶段可有坏死、血栓形成、纤维化三种病理改变。心内膜可附有血栓，血栓内偶有嗜酸性粒细胞；心内膜可呈炎症、坏死、肉芽肿、纤维化等多种改变；心肌细胞可发生变性坏死并可伴间质性纤维化改变。

有人将心内膜心肌活检与血流动力学检查结果相结合，分析 RCM 的特点及类型，认为舒张末期容积 < 100mL/m^2 及左室舒张末期压力 > 18mmHg 是原发性 RCM 的突出特点。也有人对符合上述血流动力学标准并接受心内膜活检的患者进行系统研究，结果提示：

（1）单纯限制型者心室重量 / 容量比为 1.2g/mL ± 0.5g/mL，射血分数 58% ± 5%，左心室舒张末期容积 67.5mL/m^2 ± 12.6mL/m^2，左心室舒张末期压力 26.7mmHg ± 3.5mmHg。

（2）肥厚合并限制型者心室重量 / 容积比 1.5g/mL ± 0.07g/mL，射血分数 62% ± 1%，左心室舒张末期容积 69mL/m^2 ± 10ml/m^2，左心室舒张末期压力 30mmHg ± 7mmHg。

（3）轻度扩张限制型者心室重量 / 容积比为 0.9g/mL，左心室舒张末期容积为 98mL/m^2，而左心室舒张末期压力为 40mmHg。组织学及电镜观察发现，各型均存在心肌和肌原纤维排列紊乱及心内膜心肌间质纤维化。

（六）CT 和磁共振

CT 和磁共振是鉴别 RCM 和缩窄性心包炎最准确的无创伤性检查手段。RCM 者心包不增厚，心包厚度 ≤ 4mm 时可排除缩窄性心包炎；而心包增厚支持缩窄性心包炎的诊断。

（七）放射性核素心室造影

右心型 RCM 造影的特点为：

（1）右心房明显扩大伴核素滞留。

（2）右室向左移位，其心尖部显示不清，左心室位于右心室的左后方，右心室流出道增宽，右心室位相延迟，右心功能降低。

（3）肺部显像较差，肺部核素通过时间延迟。

（4）左心室位相及功能一般在正常范围。

六、诊断与鉴别诊断

（一）诊断

一般情况下，RCM 的症状和体征均较明显，误诊机会很少。诊断要点：

（1）心室腔和收缩功能正常或接近正常。

（2）舒张功能障碍，心室压力曲线呈舒张早期快速下陷，而中晚期升高，呈平台状。

（3）特征性病理改变，如心内膜心肌纤维化、嗜酸性粒细胞增多性心内膜炎、心脏淀粉样变和硬皮病等，可确诊。

（二）鉴别诊断

1. 缩窄性心包炎

以下要点有助于缩窄性心包炎的诊断：

（1）有活动性心包炎的病史。

（2）奇脉。

（3）心电图无房室传导障碍。

（4）CT 或 MRI 显示心包增厚。

（5）胸部 X 线有心包钙化。

（6）超声心动图示房室间隔切迹，并可见心室运动协调性降低。

（7）心室压力曲线的特点为左右心室充盈压几乎相等，差值 < 5mmHg。

（8）心内膜心肌活检无淀粉样变或其他心肌浸润性疾病表现。

2. 肥厚型心肌病

肥厚型心肌病时心室肌可呈对称性或非对称性增厚，心室舒张期顺应性降低，舒张压升高，患者常出现呼吸困难、胸痛、晕厥。梗阻性肥厚型心肌病者可闻及收缩中、晚期喷射性杂音，常伴震颤。杂音的强弱与药物和体位有关。超声心动图示病变主要累及室间隔。本病无 RCM 特有的舒张早期快速充盈和舒张中、晚期缓慢充盈的特点，有助于鉴别。

3. 缺血性心肌病和高血压性心肌肥厚

缺血性心肌病和高血压性心肌肥厚此两种情况时均可有不同程度的心肌纤维化改变，且均有心室顺应性降低、舒张末压升高及心排血量减少等与 RCM 表现相似，但缺血性心肌病有明确的冠状动脉病变证据，冠状动脉造影可确诊；高血压性心肌肥厚多有长期血压升高及左心功能不全的病史；此外，两者在临床上均以左心受累和左心功能不全为特征，而 RCM 则常以慢性右心衰竭表现更为突出。

七、治疗

（一）心力衰竭的药物治疗

利尿剂和血管扩张剂可缓解症状，但应注意小剂量使用，避免降低心室充盈而影响心排出量。钙通道阻滞剂对改善心室顺应性可能有效。舒张功能损害明显者，在发生快速心房颤动时可应用洋地黄制剂改善心室充盈。有附壁血栓和（或）已发生栓塞者应加用抗凝及抗血小板制剂。

（二）手术治疗

手术治疗包括切除附壁血栓和纤维化的心内膜、置换二尖瓣与三尖瓣。手术死亡率约 20%。在已存活 5 年的患者中，心功能改善者占 70%～80%。有效治疗为心脏移植，但需在恶病质出现前进行。

第四节 克山病

克山病（KD）是一种原因不明的心肌病，也称地方性心肌病（ECD），始见于我国黑龙江省克山县，故命名为克山病。20世纪五六十年代，病区年发病率超过50/10万，病死率达98%，对病区人民生命与健康造成极大的威胁。目前年发病率已降至0.07/10万以下，发病类型由以急型、亚急型为多，转为以潜在型和慢型为主。本病主要病理改变是心肌实质变性、坏死和纤维化，最终导致心脏收缩与舒张功能衰竭。大量流行病学、病理解剖学、临床防治及实验室研究结果表明，本病是一种独立的地方性心肌病。

一、流行病学

克山病的发病呈明显的地区性、时间性和人群性。

（一）地区分布

地区分布除20世纪50年代日本长野县和朝鲜北部山区曾有过类似克山病的病例报道外，其他国家和地区未见克山病报道。克山病主要分布在我国由东北到西南的一条带状过渡带之内，即黑、吉、辽、蒙、晋、冀、鲁、豫、陕、甘、川、滇、藏、黔、鄂等15个省或自治区。病区多为荒僻的山区或丘陵地带，病区内发病呈随机灶状分布。

（二）时间分布

克山病在时间分布上有年度多发和季节多发的特点，多发年之间的间隔年限长短不一，无明显的周期性，但常受自然因素和社会经济因素的影响。急型和亚急型发病有明显的季节多发现象，北方病区的急型克山病主要发生在冬季，而西南和山东地区的小儿亚急型克山病则多集中在夏季发病。

（三）人群分布

克山病在人群分布上有明显的职业特点、年龄特点，并有家族聚集性和外来人口多发现象。主要发生在自产自给的农业人群，特别是贫困农业户中的育龄妇女和断乳后学龄前儿童。育龄期妇女比同年龄组的男性发病多数倍，其他年龄组及儿童发病无性别差异。在病区生活的非农业人员，如林业、矿业、铁路、驻军等未见发病。1/3 患者有家族发病史，患者集中或几年之内间断地在同一家庭发病。这种多发户多为外来户和经济困难户。在我国北方和西藏等病区，多同时存在大骨节病、地方性甲状腺肿和克汀病。

二、病因

克山病的病因目前尚不清楚，有关的病因学说多达 10 余种，根据大量的现场调查和实验分析，多数学说已被淘汰，当前克山病病因研究集中在生物地球化学病因和生物病因两大方面。

（一）生化因素

该理论认为，克山病的病因存在于病区水土之中，通过食物链作用于人体，因为氨基酸、维生素和微量元素缺乏或失衡，引起心肌损害而致病。

1. 内外环境低硒

内外环境低硒与克山病的发生密切相关。大量研究表明，克山病均发生在低硒地带，病区粮食中硒含量明显低于非病区，头发和血液中硒含量明显低于非病区居民，显示病区内外环境中硒含量不足。通过黑龙江、陕西、四川等地逾 10 万人口服亚硒酸钠预防克山病的试验，发现补硒对预防急型和亚急型克山病的发病有显著效果。此外，克山患者和病区人群存在以低硒为中心的代谢改变，如患者及病区人群组织和血液中谷胱甘肽过氧化物酶（GPX）含量明显低于非病区人群；血浆脂质过氧化物（MDA）、游离脂肪酸（FFA）等成分明显高于非病区；患者红细胞中自由基含量及血红蛋白氧化率显著高于非患者，病区儿童也高于非病区儿童。但低硒不能完全解释克山病的所有流行特征，如并非所有低硒地区都有克山病发生；虽然病区普遍低硒，但发病仅占居民的一小部分；病区硒水平并不随克山病的年度和季节多发而相应改变；同一病区的病儿和非病儿，发硒和血硒没有明显的差异等。因此，目前认为，硒缺乏是克山病发病极其重要的地区性因素，但并非唯一因素。

2. 维生素 E（VE）缺乏

近年来发现，VE 各组分中抗氧化作用最强的 α-生育酚在病区粮食中的含量普遍低于非病区，同时还证实病区人群（包括克山病患者和健康人）血浆中 α-生育酚和 VE 的总量均显著低于非病区健康人，患者红细胞膜中的 α-生育酚和 VE 的总量也明显低于非病区正常人，表明克山病患者普遍处于低 VE 状态。病区粮食中多不饱和脂肪酸（Polyunsaturated fatty acids，PUFAs）水平普遍高于非病区，α-生育酚（mg）与 PUFAs（g）的比值普遍低于非病区，而生物体内的 PUFAs 有赖于 VE 的保护，提示病区人群可能存在 α-生育酚的相对不足，从而进一步降低机体的抗氧化能力。

3. 蛋白质和氨基酸

病区居民动物性和植物性蛋白质的摄入量明显低于非病区，病区粮食中必需氨基酸含量低于非病区。病区人群血浆中含硫氨基酸（S-AA）如蛋氨酸缺乏，使得从膳食中摄入的硒蛋氨酸替代蛋氨酸参与蛋白质合成，导致硒不能发挥其应有的生理功能。S-AA 还是谷胱甘肽的前体，其摄入不足将导致谷胱甘肽合成减少，后者不仅是 GPX 反应的特异底物，而且本身就是一种自由基清除剂。由此可见，低硒、S-AA 摄入不足和低 VE 均可导致机体抗氧化能力下降。

4. 膳食高锰

既往研究表明，多数低硒地区，内外环境存在相对高锰现象。实验表明，当蛋白质供应不足时，外源性锰可在体内蓄积，导致硒排出加剧，组织硒含量下降，影响细胞尤其是红细胞和心肌的抗氧化能力。而贫硒与富锰相组合，并相互影响，可进一步降低心肌的抗氧化能力，加重心肌损害。

5. 膳食低钙

病区居民膳食单一，钙摄入不足特别明显。动物实验发现，低钙可加重低硒导致的心肌坏死，因此膳食低钙也可能在克山病复合致病因素中具有重要作用。这可以解释为何克山病多发生于需钙量大的生育期妇女和生长期儿童。

（二）生物因素

1. 肠道病毒

从克山病患者血液和死者心肌组织及其他脏器中可分离出多种病毒，如柯萨奇病毒 A9、B1、B2、B3、B4 等型，埃可病毒第 12 型，腺病毒第 7 型等。血清学调查发现，克山病患者肠道病毒中和抗体阳性率远高于非病区对照组，仅柯萨奇 B 组病毒中和抗体的阳性率就高达 68.6%～90%，并发现约 1/3 的亚急型、急型患者抗体效价呈 4 倍增长，患儿血清中柯萨奇病毒 IgM 阳性率高达 69.4%，表明大部分克山病患者有新近发生的肠道病毒感染。国内用原位核酸杂交和套式聚合酶链反应等技术，发现各型克山病心肌标本中均有肠道病毒 RNA 存在，阳性率分别为 85.7% 和 90%。这些研究结果提示，要重视肠道病毒，特别是柯萨奇 B 组病毒感染在克山病发病中的作用。

国外动物实验研究表明，在缺硒和低 VE 情况下，小鼠更易感染柯萨奇病毒。在柯萨奇病毒感染、低 VE 条件下的心肌，可见其病变更严重；通常不引起心肌炎的良性毒株 $CVB_{3/0}$ 也在低 VE 的小鼠中引起心肌病变；同时从其心肌中分离得到的病毒，经细胞传代接种至已补充 VE 的小鼠时，也能引起明显的心肌损伤，表明在低 VE 条件下良性 $CVB_{3/0}$ 可能发生了表型转变。缺硒也有类似情况，如将从缺硒鼠心肌分离所得的 CVB_3 与良性 $CVB_{3/0}$ 进行核苷酸序列对比分析，发现有 6 处（第 234，788，2271，2438，3324，7334 位）核苷酸发生了点突变，而这些突变与已知的致心肌炎病株 $CVB_{3/20}$、CVB_3/M_1 的 / 核苷酸序列相一致。此外，硒蛋白如 GPX，不仅高等生物细胞可合成，CVB_3 也可编码。而 GPX 的部分氨基酸序列与 CVB_3 同源，与衣壳蛋白 VP_3 可形成融合蛋白。前述缺硒或硒蛋白酶基因敲除后 $CVB_{3/0}$ 的突变位点就有一个位于该区域。因此，有人推测，突变株致病可能也与此 GPX 融合蛋白的功能失活有关。

2. 串珠镰刀菌素

有人从病区粮中可提取出串珠镰刀菌素，并推测粮食污染串珠镰刀菌素为克山病病因。但是，串珠镰刀菌在克山病病区和非病区均有分布，且都不是优势菌；该菌在不同粮食种类之间污染的差别大于病区与非病区同种粮食间的差别；其污染分布与克山病的地区性分布也不相吻合；串珠镰刀菌素的毒性与染毒对象的硒营养状态无关；补硒或补充 VE 对串珠镰刀菌素的毒性没有抑制或减轻作用，与硒预防克山病的实践不符；在串珠镰刀菌素所致的心肌损害中未见类似克山病的心肌酶学和病理改变。所以，目前认为串珠镰刀菌素在克山病病因中的作用有待进一步探讨。

总之，目前认为，克山病是一种由复合致病因素引起的地方性心肌病，其基本病因是由于生物地球化学因素与膳食营养因素叠加，造成低硒以及与之密切相关的 VE（α-生育酚）摄入不足等。低硒、低 VE 普遍作用于病区人群，通常只引起心肌代谢障碍或潜在的亚临床损害，要造成心肌急剧坏死和临床发病，还得有一些诱发因素（条件因素）参与作用。这些因素并不存在明显的地区性差异，但能对克山病的临床发病、年度多发、季节多发发挥重要影响，如柯萨奇病毒感染是一种重要的条件致病因素。

三、病理

大量尸检证实，我国东北、华北、西北及西南各病区的各型克山病的病变特征基本一致，是以心肌细胞线粒体损害为主的代谢性心肌病变。

肉眼观，心脏呈肌原性扩张，心室向两侧普遍扩张，严重者呈球形，心室壁常不增厚。切面见心肌实质有互相交织的变性、坏死及纤维化病灶。心内膜有斑片状增厚，20% 的患者有附壁血栓及肺、脑、肾、脾、肠系膜和末梢血管栓塞。心脏瓣膜及冠状动脉基本正常。

光镜下，可见心肌细胞弥漫性变性和灶状坏死，以左心室及室间隔多见，且程度较重，而右心室较轻，心室比心房重，心室内、中层比外层重，急型克山病心内膜下心肌坏死可达 95%，但儿童心室中、外层病变比心内膜重。心肌病灶与冠状动脉的逐级分支密切相关，在儿童亚急型者更明显。心肌细胞呈颗粒样变性，其内可有大小不等的空泡变性，或可呈排列整齐的脂肪变性所致的心肌坏死。同一病变中，凝固性及溶解性坏死可混合存在，其中急型重症以凝固性坏死为主，而亚急型则以溶解性坏死为主，常伴有不同程度的继发性炎症反应。病变可侵犯传导系统，以双侧束支尤其是右束支病变更严重。

电镜下可见线粒体肿胀、增生，线粒体嵴破坏、心肌细胞外膜系统损害和毛细血管内皮损伤。结合组织化学分析，可见此种病理变化与心肌细胞的氧化、还原代谢系统障碍有关。因此有人认为本病是一种以心肌细胞线粒体损害为主要特征的原发性代谢性心肌病（心肌线粒体病）。应用心内膜心肌活检术，对潜在型和慢型克山病心肌行电镜观察发现，心肌细胞的膜系统有明显改变，内质网、T管、闰盘扩张，线粒体增生、异型，肌原纤维异常分支及微小的肌溶解和间质纤维化等。

应用分子生物学技术，在心肌病灶周围或散在分布有凋亡之心肌细胞，提示心肌细胞凋亡也参与了心肌损害的发生与发展。

除心肌外，其他脏器如骨骼肌、肺、胰腺、甲状腺等多为瘀血性改变。

四、临床表现

根据心功能状态，临床上将克山病分为急型、亚急型、慢型和潜在型。前三者为心功能失代偿型，后者为代偿型。急型表现为急性心功能不全，常合并心源性休克和严重心律失常。亚急型主要发生在儿童，以全身水肿和充血性心力衰竭为主。慢型主要表现为慢性充血性心力衰竭，可逐渐发生，也可由急型或亚急型过渡而来。潜在型心功能良好，多无自觉症状，偶有心律失常和心电图改变。

（一）急型

本型多在冬季发病，发病急骤，变化迅速，常在寒冷、过劳、感冒、精神刺激、暴饮暴食或妇女分娩等心脏负荷加重的诱因作用下发病。最常见的表现为心源性休克，约占急型重症克山病的75%。患者常以恶心、剧烈呕吐、头晕为主要症状，也常有以头晕、上腹不适、胸闷、心悸、呼吸困难为主诉。重症者可在几小时内死亡。体检67%～82%的患者有心脏扩大，可有奔马律、肺部啰音、肝大、水肿及休克等临床表现。此型常合并严重心律失常，表现为多源和多发性室性期前收缩、室性心动过速及各种不同程度的房室传导阻滞，20%可出现阿－斯综合征。少数（＜5%）可表现为肺淤血所致的急性左心功能不全或肺水肿。心源性休克、心律失常及肺水肿常合并存在。若急型患者肝大和水肿等体征3个月以上不消退者，提示由急型转为慢型。

（二）亚急型

亚急型多发生在断奶后及学龄前儿童（2～5岁），夏、秋季多发。发病缓慢，常以全身水肿、精神萎靡、食欲缺乏、面色灰暗为主要症状，常在症状出现后1周左右发生慢性心功能不全，少数可发生心源性休克。体检可见颜面及全身水肿，心脏扩大，心率增快，常有奔马律和瘀血性肝大。若发病3个月后病情仍未能缓解即转为慢型。

（三）慢型

慢型发病缓慢，可从无症状阶段逐渐发病，又可由其他型过渡而来。主要为慢性充血性心力衰竭的临床表现，可有心悸、呼吸困难、水肿、肝脏瘀血、心界扩大、第一心音减弱、奔马律及各种心律失常，尤以室性期前收缩及心房颤动为多，可有相对性二尖瓣及三尖瓣关闭不全的杂音，也可出现胸腔积液、腹水和心包积液以及相应的症状和体征。还可发生慢性心功能不全的并发症，如肺梗死等。此外，由于心脏附壁血栓脱落，可发生脑、肾、脾、肠系膜等处栓塞。

在慢型克山病的病程中，若出现急性心源性休克症状和体征时，称之为慢型急性发作。

（四）潜在型

潜在型常无症状，心功能代偿良好。但可有心界轻度增大，心电图可出现室性期前收缩或完全性右束支传导阻滞或ST–T改变。发现时即为潜在型，称为稳定性潜在型，预后良好；也可由其他型转归而成，称为不稳定性潜在型，预后较稳定性潜在型为差。

五、实验室与其他辅助检查

（一）实验室检查

急型和亚急型患者血沉多增快，白细胞总数及中性粒细胞数常升高，可见血清天冬氨酸转氨酶（AST）、丙氨酸转氨酶（ALT）、肌酸磷酸激酶（CK）、乳酸脱氢酶（LDH）、心肌肌钙蛋白 T 及 I（cTnT、cTnI）及血清肌红蛋白活性增高。慢型患者 AST/ALT < 1，而急型患者 > 1，说明前者为肝瘀血所致，而后者为心肌损伤所致。此外，抗心肌抗体、抗核抗体及循环免疫复合物也明显增高。部分患者血清中肠道病毒 IgM 明显升高，血及心肌等标本中肠道病毒 RNA 可为阳性。

（二）心电图检查

各型克山病患者多有心电图改变，且常为多种改变同时存在。心电图变化可分为异位心律、传导阻滞和心肌损害三大类。异位心律以室性期前收缩最多见，常呈多源频发，其次为阵发性心动过速及心房颤动，后者多见于 40 岁以上的患者或心脏明显扩大的儿童。传导阻滞以完全性右束支传导阻滞最多见，可占成人异常心电图的 50% 左右，也常是潜在型的唯一心电图改变；其次为房室传导阻滞。心肌损害的心电图改变也较多见，主要表现为 ST-T 改变（部分急型者 ST 段抬高）、低电压、Q-T 间期延长及病理性 Q 波等。此外，尚可有心室及心房扩大的图形。

（三）X 线检查

可见心脏扩大，以慢型及亚急型最明显，多为普遍性中度以上扩大。急型呈普遍性轻至中度扩大，也有少数心脏不扩大。扩大的心脏横径下移，心脏呈三角形无力状，搏动减弱或消失，称之为肌源性扩张，而儿童患者心脏常呈球形扩大。肺血管多呈静脉性瘀血或混合性充血，早期可见上部肺血管影增多、增宽，急型者尚可见肺血管边缘模糊、肺门增大和肺野云雾状阴影等肺静脉高压之表现。有时可见肺栓塞的表现。

（四）超声心动图

常表现为扩张型心肌病样改变，慢型及亚急型者左心房、左心室、右心室腔多呈普遍性扩大，左右心室流出道增宽，心室壁薄，心室弥漫性活动减弱，并有节段性运动障碍，左室射血分数降低，有时可见到附壁血栓。急型者左心室腔扩大多见。多普勒超声心动图可发现 49.2% 的患者有二尖瓣关闭不全，三尖瓣关闭不全也常见，心力衰竭治愈后瓣膜关闭不全可减轻，甚至消失。

六、诊断与鉴别诊断

（一）诊断标准（1995 年修订）

具有克山病发病特点，并具备以下任何一条或其中一项表现又能排除其他疾病。

（1）心脏扩大。

（2）急性或慢性心功能不全。

（3）心律失常：多发性室性期前收缩（每分钟6次以上，运动后增加）；心房颤动；阵发性室性或室上性心动过速。

（4）奔马律。

（5）脑或其他部位栓塞。

（6）心电图改变：房室传导阻滞；束支传导阻滞（不完全性右束支传导阻滞除外）；ST-T改变，Q-T间期明显延长；多发或多源性室性期前收缩；阵发性室性或室上性心动过速；心房颤动或心房扑动波异常（左、右房增大或双侧心房负荷增大）。

（7）X线所见：心脏扩大。

（8）超声心动图：左心房、左心室内径扩大；射血分数（EF%）常降至40%以下；可有节段性室壁运动障碍；二尖瓣血流频谱A峰大于E峰。

（9）心机图改变：射血前期（PEP）/左室射血期（LVET）≥0.40；A波率（A/E-0）≥15%。

（10）实验室检查：谷草转氨酶（AST）、谷丙转氨酶（ALT）升高，AST/ALT>1；乳酸脱氢酶（LDH）及其同工酶 LDH_1 升高，$LDH_1 > LDH_2$；肌酸激酶（CK）及其同工酶 CK_2 升高。

（二）临床分型标准

按发病过程与心功能分为以下4型。

1.急型克山病

发病急剧且有急性心肌缺血、坏死或呈急性心脏功能失代偿并具有下列任何一项表现者为重症急型克山病。

（1）心源性休克。

（2）严重心律失常所致心脑综合征。

（3）急性肺水肿或急性左心衰竭。

2.慢型克山病

心脏多为中至重度扩大，表现为慢性充血性心力衰竭。

（1）自然慢型克山病：是一组没有急、亚急、慢型及潜在型病史，而自无症状而缓缓发病的慢型，近年来此型发病最多见。

（2）慢型急性发作克山病：慢型在病区又在多发季节出现急型表现者。

（3）慢型分级：按心脏功能分级，分为慢型 Ⅱ 级、Ⅲ 级、Ⅳ 级。

3.亚急型克山病

（1）确切亚急型：发生于断奶后，学龄前儿童的克山病。发病较缓慢，多在症状出现 1 周左右发生充血性心力衰竭或心源性休克（少数）。充血性心力衰竭为其主要表现，可有颜面水肿、肝大和奔马律等。

（2）疑似亚急型：若有精神萎靡、食欲缺乏、咳嗽气喘、腹痛呕吐、眼睑或下肢水肿，且有血压降低，脉压差小，心率明显增快，全部心音或第一心音减弱等，要按疑似亚急型及时治疗，一旦出现心力衰竭表现者即可确诊。

（3）亚急型转成慢型：亚急型克山病自发病日起 3 个月后未愈者，即改称为"转慢型"。

4.潜在型

心功能 Ⅰ 级（正常），心功能处于代偿期，心界可正常或轻度扩大，心电图多为室性期前收缩或完全性右束支传导阻滞或 ST–T 改变。

（三）鉴别诊断

（1）急型克山病应与急性心肌炎、急性心肌梗死、急性胃炎、胆管蛔虫症鉴别。

（2）慢型克山病须与扩张型心肌病、围生期心肌病、冠状动脉性心脏病、慢性心包炎、风湿性心脏瓣膜病鉴别。特别是要与扩张型心肌病鉴别，有学者认为对两病鉴别，应将临床与流行病学、病理学资料及生活变化联系起来，进行综合分析。

（3）亚急型克山病需与急、慢性肾小球肾炎或肾病、支气管肺炎（合并心力衰竭）、心内膜弹力纤维增生症、心包炎鉴别。

（4）潜在型克山病需与局灶性心肌炎、非梗阻性肥厚型心肌病、心脏神经官能症相鉴别。

七、治疗

（一）急型克山病

1.治疗原则

早期发现，早期确诊，就地早治疗，积极纠正急性心功能不全，努力防止转为慢型。

2.改善心肌营养代谢

临床实践证明,大剂量维生素 C 静脉注射可改善心肌、血管壁及全身代谢,增加心肌对葡萄糖的利用及糖原合成,增加心肌能量储备,改善组织内的氧化还原过程。在改善代谢的基础上,增强心肌收缩力,增加心排血量,使心源性休克得以纠正。用法:急型重症患者,首先应用维生素 C 5 ～ 10g(小儿 3 ～ 5g)单独或加入 25%～ 50% 葡萄糖 20mL 中静脉注射。根据病情每 2 ～ 4h 重复 1 次,24h 总量不超过 30g(小儿 10 ～ 15g)。休克缓解、心律失常纠正后,每日静脉注射 5g(小儿 3g),连用 3 ～ 7d。休克再发时可重复使用。改善心肌代谢的药物,如辅酶 A、辅酶 Q_{10}、1、6- 二磷酸果糖(FDP)等也可使用。

3.减轻心脏负担

首先是使患者安静以减轻心脏负担。对于烦躁不安、频繁呕吐者,可选用亚冬眠疗法。常用氯丙嗪 25mg、异丙嗪 25mg、哌替啶 50mg(小儿各 0.5 ～ 1.0mg/kg)肌内注射或静脉滴注;或地西泮 20mg(小儿按每次 0.25 ～ 0.5mg/kg)静脉注射。必要时可重复使用,使患者处于亚冬眠状态。

4.血管活性药物的应用

对急型克山病患者,常不急于纠正低血压。若在维生素 C 第二次注射后血压仍未回升,休克无缓解时,可应用多巴胺、间羟胺、酚妥拉明等血管活性药静脉滴注。

5.纠正急性心功能不全和心律失常

出现急性肺水肿时按急性心功能不全处理(选用利尿剂、强心甙、血管扩张剂及吗啡等)。急型克山病患者出现的心律失常,多在改善心肌代谢、纠正心源性休克等治疗后 4h 内好转或消失,若不能纠正,可根据心律失常类型,选用相应的抗心律失常药物。若出现高度或三度房室传导阻滞,可安装人工心脏起搏器。

6.防止急型转为慢型

急型克山病病情控制后,应加强生活指导。1 月内不参加体力劳动。3 个月内复查 1 次,防止转为慢型克山病。若出现心脏扩大等充血性心力衰竭体征时,即按慢型克山病治疗。

（二）亚急型克山病

亚急型克山病的临床表现以充血性心力衰竭为主，少数伴有心源性休克。充血性心力衰竭的治疗方法同慢型，根据病情可选用亚冬眠药物或镇静剂。并存心源性休克者，按急型克山病治疗。

（三）慢型克山病

主要治疗慢性充血性心力衰竭，改善心脏功能及控制心律失常（参照扩张型心肌病治疗）。洋地黄可谨慎长期服用。

（四）潜在型克山病

进行生活指导，防止感染；对不稳定的患者，应对症治疗，定期体检。

八、预后

急型如能早期就地合理进行抢救，临床治愈率可达85%以上，其中约20%可转为慢型，死亡原因多为心源性休克或猝死。

慢型、亚急型患者心脏明显增大且有严重心律失常者预后较差。两型5年存活率20世纪70年代为40%左右，近年来由于治疗方法的改进，5年存活率明显延长，但10年存活率仍较低。半数左右的患者死于难治性心力衰竭，其次为猝死。

第三章　肝胆胃肠超声诊断

第一节　肝的超声诊断

超声是肝脏疾病的首选影像学检查方法之一，二维灰阶超声和彩色多普勒不仅能显示肝的大小、形态、实质回声及内部管道结构、血流状态，而且能发现肝局灶性和弥漫性的病变，并能较准确地对局灶性病变进行定位及定性诊断。近年来，超声造影、弹性超声等新技术的应用，显著提高了超声对肝脏病变的诊断和鉴别诊断能力。

一、肝囊性病变

超声是肝囊性病变的首选诊断方法。肝囊性病变的超声声像图表现具有特异性，超声诊断肝囊性病变优于其他影像诊断方法，有较重要的临床价值。

（一）肝囊肿

肝囊肿是肝内非寄生虫性含液性病变，是最常见的肝良性占位性病变。女性患者多于男性患者，且随着年龄增长，发病率逐渐升高。根据其发病原因，可分为先天性和后天性。

1.病因病理

先天性肝囊肿可能是由胚胎期肝内胆管、淋巴管发育障碍所致，生长极缓慢。后天性肝囊肿多为潴留性或老年退行性变，可由于创伤、炎症、瘢痕等原因引起肝内小胆管、淋巴管阻塞致体液潴留，形成囊肿，囊液多为胆汁、淋巴液、黏液等成分。

肝囊肿可单发或多发，大小不等，囊壁薄而光滑，为致密的纤维组织，壁上有小血管，壁内层衬以立方形或柱形上皮细胞，具有分泌蛋白的功能。少数囊肿囊内可见一个或数个纤细带状分隔，为分隔型囊肿。

2. 临床表现

根据囊肿大小、生长部位和并发症的不同而不同。肝实质内的小囊肿一般无明显临床不适，大的肝囊肿或位于肝包膜下的囊肿，可出现上腹胀痛或隐痛及相关压迫症状，如大囊肿压迫胃肠，可有饭后饱胀、食欲减退等状况。位于肝门附近的大囊肿，可压迫胆管引起梗阻性黄疸，出现皮肤黏膜黄染，血液胆红素增高。当囊肿合并出血、感染，可引起畏寒、发热、腹痛等，实验室检查可见白细胞增高，以中性粒细胞增高为主。

3. 超声声像图

（1）单纯型囊肿：肝内可见单发或多发的圆形或椭圆形无回声区，并具有囊肿的典型声像表现：①囊壁菲薄，边界清晰，边缘整齐光滑，或前壁菲薄，后壁呈亮弧线，侧壁回声失落（即不能显示真实的囊壁侧部）；②无回声，内透声好；③后方回声增强，有侧后声影（即两侧细条状声影，为折射性声影）；④位置表浅且较大的肝囊肿，当用探头加压时可显示可压缩性，而小的囊肿有时声像图上仅显示囊肿的前壁和后壁回声，或仅观察到后方回声增强，而不显示无回声。

（2）分隔型囊肿：外形可不规则，囊肿内可见多条纤细高回声光带，将囊肿分成大小不等多个囊腔，其囊壁菲薄，囊内透声好，壁外的周围肝组织呈正常图像。

（3）囊肿合并出血或感染：囊内出现细密或粗大光点或多条粗细不等的条索状高回声分隔，囊壁增厚、边缘模糊不整齐。

（4）肝的大小、形态及回声：较小囊肿，肝大小、切面形态及实质回声基本正常；大囊肿或肝边缘部位局部外凸的囊肿可引起肝大、局部形态改变或邻近脏器受压移位。肝内较大囊肿还可出现肝内组织受压表现，如局部胆管扩张等。

（5）彩色多普勒成像技术（CDFI）：囊内无血流信号，大囊肿壁上可探及少量点状、细条状血流信号。

（6）超声造影：单纯型囊肿及分隔型囊肿，囊内始终呈无增强，囊壁、部分囊内分隔可见增强，呈纤细条带状，呈等增强。超声造影对于合并出血、感染的囊肿及肿瘤性囊性肿块，能较好地鉴别诊断。

4. 鉴别诊断

（1）肝内管道结构（肝内血管、胆管）横切面：肝内管道结构的横切面有时易被误认为小的囊肿，两者的鉴别要点是转动探头方向时，肝内管道结构纵切面即显示为管道状结构，且 CDFI 检查时，肝内血管横切面可见彩色血流信号。

（2）肝脓肿：完全液化的肝脓肿可表现为圆形或不规则形的无回声区，但壁厚，内壁不光整，如虫蚀状，边缘不规则，外周可见低回声的炎性反应带；囊内透声差，充填细小光点或脓屑形成的片状高回声，并有畏寒、发热等全身感染的临床症状。

（3）肝肿瘤囊性变：肿瘤囊性变表现为病灶形态不规则，常为多房性，囊壁不规则增厚，或有乳头状突起，囊内回声混杂。CDFI 可在囊壁或突起的结节处探及动脉血流信号。超声引导下穿刺，可抽出血性液体。

（二）多囊肝

多囊肝为先天性疾病，是由于胚胎发育时期肝内多余的胆管未发生退化和吸收，并逐渐呈分节状和囊状扩张而成。本病有遗传性及家族史，临床上多在中年以后发病，常伴有多囊肾，偶伴有多囊脾、多囊胰。

1. 病理

大体标本上，多囊肝表面呈结节状，囊壁薄而光滑，囊液澄清透明。多囊肝标本切面可见囊肿数目众多，呈蜂窝状，且囊肿大小不一，大者可达几十厘米，与正常胆系不相通，囊肿间也互不相通。囊壁分两层，内层为上皮细胞，外层为胶原结缔组织。囊肿生长缓慢，较大时可合并出血和感染。

2. 临床表现

早期，多数患者无明显自觉症状，肝功能一般正常。当囊肿数目及大小达到一定的程度时，可压迫邻近脏器，表现为食欲缺乏、饱胀、右上腹不适、隐痛等。体检发现肝大、右上腹包块。囊肿较大时也可合并出血和感染，出现相应的临床表现，如发热、腹痛等。

3. 超声声像图

（1）轻型患者：肝大小正常，或轻度肿大，切面形态大致正常。肝内可见散在分布的无回声区，大小较均匀，2～5cm。囊肿多呈圆形，壁薄，囊肿之间可见正常肝组织回声，肝内纹理显示清晰。

（2）典型多囊肝：肝弥漫性增大，切面形态失常，表面不光滑，高低不平。肝内密布大小不等的无声区，小者数毫米，大者数十厘米。形态以圆形或类圆形多见，部分囊肿由于相互挤压，呈不规则形。囊壁薄而光滑，边界清晰，囊内透声好。较大囊肿合并出现出血或感染时，囊内透声差，可见细密或粗大光点、絮状回声，或多条粗细不等的高回声光带分隔。囊肿常紧密相邻，但各囊肿之间互不相通。

囊肿后方或囊肿之间肝实质回声增强，严重多囊肝患者肝内探查不到肝实质，且肝内纹理显示不清。多囊肝常与多囊肾、多囊脾等其他内脏的多囊性病变合并存在，以多囊肾常见。

（3）CDFI：囊内无血流信号显示，较大囊肿可造成周边血管推压移位。

4. 鉴别诊断

（1）多发性肝囊肿：多发性肝囊肿有时不易与轻型的多囊肝相鉴别，鉴别要点见表3-1。

表 3-1 多囊肝与多发性肝囊肿的鉴别

鉴别点	多囊肝	多发性肝囊肿
临床特征	上腹隐痛，饱胀，纳后明显，上腹部出现包块	一般无明显症状，较大时可有相应压迫症状
声像特点		
肝脏体积	明显增大，呈均匀性增大	增大不明显，肝边缘较大囊肿可有局部隆起
囊肿数目	数十个至难以计数	一般可数
囊肿分布	弥漫性满布全肝，早期呈局部聚集	散在性分布
病变与正常肝比例	正常肝组织少，囊肿间几乎无正常肝组织，管道结构消失	囊肿间有正常肝组织，且管道正常
其他脏器	可伴有多囊肾、多囊胰、多囊脾等	其他脏器不伴多囊性改变

（2）先天性肝内胆管囊状扩张症（Caroli病）：本病为节段性肝内胆管囊状

扩张，发病年龄大多在 30 岁以下，多伴有反复右上腹痛、发热和黄疸病史，常与肝外胆管囊状扩张症（又称先天性胆总管囊肿）同时存在，鉴别要点见表 3-2。

表 3-2 多囊肝与 Caroli 病的鉴别

鉴别点	多囊肝	Caroli 病
临床特征	无症状或感上腹部饱胀、隐痛	有右上痛、发热、黄疸等病史，且反复发作
声像特点		
囊肿部位	满布全肝，早期呈局部聚集	胆管走行区可见呈串珠样囊性回声
肝实质	囊肿间几乎无正常肝组织	胆管周围肝实质正常
囊肿形态	圆形、椭圆形或形态不规则	梭形、长柱形或串珠状
囊壁	囊壁较薄	囊壁为肝内胆管壁
囊腔交通性	囊肿紧密相邻，但不相通	囊与囊相通，且与肝内胆管相通
穿刺检查	囊液清亮透明	穿刺液为胆汁

（3）肝脏其他囊性占位性病变：肝内多发的包虫囊肿、肝脓肿、含有大片液化坏死的多发转移癌等，均表现为肝内多发囊性占位性病变，但上述疾病一般显示囊壁较厚且不规则，或有乳头状突起，囊内回声混杂，并可见粗大的光带分隔。CDFI 显示囊壁或乳头状突起可探及血流信号。

（三）肝棘球蚴病

肝棘球蚴病（又称肝包虫病）是棘球绦虫寄生在人体所致的寄生虫病，是一种严重的人畜共患的疾病。棘球蚴病分为细粒棘球蚴病及多房棘球蚴病两种，细粒棘球蚴病临床较为常见，是由细粒棘球绦虫的虫卵感染所致，也称包虫病。多房棘球蚴病较少见，是由多房棘球绦虫的蚴虫在肝内发育而成。在我国，该病主要流行于畜牧业较发达的新疆、甘肃、内蒙古、青海、宁夏和西藏等地区。棘球蚴病的传播途径是人在流行区接触了病畜的排泄物，经口或呼吸道感染。本节主要描述细粒棘球蚴病。

1.病理

细粒棘球绦虫卵被人吞食后，在小肠孵化为蚴虫，钻入肠壁血管，随门脉血流到达肝脏，形成细粒棘球囊蚴。细粒棘球囊蚴分内外两囊，内囊即为虫体本身，即细粒棘球囊蚴，外囊为宿主的肝脏组织形成的一层纤维包膜。内囊壁又可分为两层，外层为角质层，内层为生发层，是胚胎蚴的繁殖基地，可由此向囊内生长脱落成为子囊。肝细粒棘球囊蚴一般较大，囊液清亮透明，但含有毒性白蛋白，囊液外漏可致过敏性休克。包虫因感染退化死亡后，囊液被吸收，呈混浊胶冻样。

2.临床表现

临床症状主要取决于囊肿的部位、大小、对周围器官压迫的程度及其有无并发症。本病发展缓慢，早期常无症状，当囊增大时出现上腹部隐痛，并出现相应的压迫症状，如囊压迫胃肠道，产生食欲缺乏、食后饱胀；囊压迫胆管，产生黄疸等。继发感染时，多有间歇性高热和白细胞升高及腹痛。体检肝大，在上腹部可触及无痛性囊性包块。实验室检查可见嗜酸性粒细胞增多，Casoni 试验阳性率达 75%～95%，血清补体结合实验阳性率约 80%。

3.超声声像图

根据肝棘球蚴病不同阶段的病理变化及声像图特征，可有以下超声表现。

（1）单囊型：此型较多见，约占 70%，囊较大，多数为 5～10cm 或者更大，呈类圆形或圆形，后方回声增强，边界清晰，囊壁厚。典型者囊壁有内、外两层，呈双层结构，外囊光滑，内囊欠规则，其间可见极窄无回声间隙，囊内为无回声（图 3-1），可见"囊沙"所致的点状或簇状强回声沉积物，随体位改变可沉落，呈"落雪"征，是本病的特征性声像。

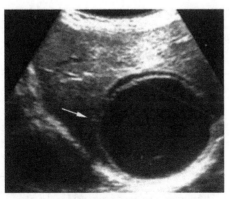

图 3-1　肝棘球蚴病单囊型二维声像图

（2）多囊型：肝内可见多个独立或彼此相连的囊肿，为肝内多发棘球蚴或外生性子囊所致。大小囊、囊壁及囊内回声表现不同。

（3）子囊孙囊型：大的囊内可见多个大小不等的小囊，即"囊中囊"征象，母囊为圆形或椭圆形，壁厚，呈双层，子囊紧贴内囊壁，子囊、孙囊较多时，可呈蜂窝状等多房性改变，是棘球蚴囊蚴特有征象，具有诊断价值。

（4）内囊分离型：双层囊壁，内囊壁部分或完全分离破裂，出现卷曲、漂浮呈波浪状翻带，内囊内、外两层无回声间隙，不均匀增宽，又称"水百合花"征，是本病独特的声像。

（5）囊壁钙化型：囊壁增厚、毛糙，呈强回声改变，如"蛋壳样"，囊内回声增加，可见不均质低回声及斑片状、点状强回声，后方伴有声影。

（6）囊肿实变型：晚期，棘球蚴虫死亡，虫体机化，囊液被吸收，浓缩成糊状或胶冻状，甚至成干酪样，超声表现为类似实性肿块，内回声混杂，典型改变成脑回状或洋葱样。

（7）感染坏死型：囊壁不规则增厚，内壁不光整，囊内透声差，可见不均匀弱回声或强回声。除以上超声表现外，还有肝大，局部肝表面隆起，肝实质回声正常，较大的囊周围可出现受压梗阻表现。CDFI显示肝棘球蚴囊内部及周边无明显血流信号。肝棘球蚴囊肿较大时，可并发囊破裂，可因囊破入不同部位而出现不同表现，并可产生过敏性反应。

4.鉴别诊断

（1）肝脓肿：肝脓肿形态不规则，脓肿周围可见环形低回声带的炎性反应区，且临床上全身感染症状较明显，而肝棘球蚴病临床症状一般较轻，有疫区生活史等。肝棘球蚴病继发感染后，声像图与肝脓肿相似，不易鉴别。

（2）肝囊肿：肝棘球蚴病单囊型与肝囊肿的鉴别，见表3-3。

表3-3　肝棘球蚴病单囊型与肝囊肿的鉴别

鉴别点	肝棘球蚴病单囊型	肝囊肿
囊肿大小	较大，多在5cm以上，甚至＞10cm	较小，多在5cm以下
囊壁	较厚，双层，内层欠规则	菲薄光滑，单层
内部回声	囊内可见斑点状回声，移动呈"落雪"征	透声好，呈清晰无回声区

续表

鉴别点	肝棘球蚴病单囊型	肝囊肿
动态随访	囊肿增大，内囊壁发生分离、卷曲等改变	增大缓慢，多无明显变化
穿刺抽液	囊液清，可查见棘球蚴虫头节	囊液清亮透明
流行病学	有疫区生活史	无疫区生活史

（3）多囊肝：肝棘球蚴病多囊型与多囊肝的鉴别，见表3-4。

表3-4　肝棘球蚴病多囊型与多囊肝的鉴别

鉴别点	肝棘球蚴病多囊型	多囊肝
临床特征	无家族史，可有上腹部饱胀等，补体结合试验阳性，Casoni试验阳性	可有家族史，一般无症状，严重时有腹胀等
流行病学	有疫区生活史	无疫区生活史
声像特点病变部位	病变多限于一叶	常满布全肝
囊壁	囊壁厚，呈双层，可伴有钙化	囊壁菲薄，单层，不伴有钙化
囊肿形态	多为圆形，呈葡萄状或多房性改变，可见"囊中囊"征	囊肿大小不一，呈圆形、椭圆形或不规则形，紧密相邻，相互挤压
内部回声	无回声，内透声差，可见"落雪"征、"百合花"征等	无回声，不伴感染或出血时，囊内透声好

二、原发性肝癌

原发性肝癌是指起源于肝细胞或肝内胆管上皮细胞的癌，是我国常见的恶性肿瘤之一。我国为肝癌高发国家，每年约13万人死于肝癌，占全球肝癌死亡人数的42%。

按照肿瘤的大小，原发性肝癌新的分类如下：微小肝癌，直径≤2cm；小肝癌（SHCC），2cm＜直径≤5cm；大肝癌，5cm＜直径≤10cm；巨大肝癌，直径＞10cm。

原发性肝癌大体病理形态分为以下 3 型：

（1）块状型：呈单个病灶，或多个病灶融合成块，直径为 5～10cm，＞10cm 者称为巨块型。此型肿瘤体积大，肿块内常有出血、坏死，瘤体周围可有大小不一的卫星灶。常不伴有肝硬化或仅合并轻度肝硬化。

（2）结节型：癌结节散在，数目不等，直径≤5cm，此型最常见，且通常合并肝硬化。

（3）弥漫型：较少见，癌组织弥漫分布于肝，结节不明显，常合并有肝硬化，且与肝硬化不易区别。

原发性肝癌组织学类型主要分为肝细胞癌、肝内胆管癌、混合细胞型肝癌。其中，肝细胞癌约占 90% 以上。

（一）肝细胞癌

本病可发生于任何年龄，以 40～49 岁多见，男女之比为（2～5）：1。肝硬化、乙型肝炎病毒感染、丙型肝炎病毒感染、酒精、黄曲霉毒素、饮用水污染、遗传因素等多种病因均可引发肝癌，但乙型肝炎病毒感染是肝细胞癌的主要病因。

1.临床表现

早期可无明显症状及体征，部分患者有上腹部闷胀、隐痛，乏力，食欲减退等类似肝硬化的相关症状及体征。晚期患者出现肝区疼痛、腹胀、消瘦等，体格检查见上腹部肿块、腹腔积液、黄疸、脾大等，实验室检查约有 80% 患者血清甲胎蛋白（AFP）含量升高。

2.超声声像图

（1）肝切面形态：癌肿较小时，肝切面形态可无改变。位置表浅的巨块型肝癌，肝脏呈非均匀性增大，切面形态失常，可见肝表面局部隆起，呈"驼峰"征。

（2）肿块的声像图表现：肝内出现肿块图像，可单个或多个，大小不一，回声多样，可分为：

①高回声型：肿块回声高于周围肝组织，最常见，为类圆形高回声团块，境界较清晰，边缘不整齐，内部回声不均匀，病灶单个或多个，大小不等，周围有声晕，为病灶外周的环形低至无回声细带，宽 0.1～0.3cm，也称"暗环"征。

②低回声型：肿块回声较周围肝组织低，呈圆形或类圆形，境界较清晰，边缘较整齐，内部回声较均匀，此种回声类型病灶一般较小，以小肝癌常见。

③等回声型：肿块回声与周围肝组织相似，须多方向仔细地扫查找到病变区与肝组织间的隐约分界线（图 3-2）。

④混合回声型：肿块内部回声不均匀，可见高、低回声或强回声同时存在，当病灶局部出现出血、坏死时，还可见不规则无回声。混合回声多见于块状型肝癌，肿块边缘多不规则，边界多不清，或可见低回声晕。部分肿块内部之间相互融合呈现"块中块"声像。肿块周围可见单个或多个低回声结节，为卫星灶。

⑤弥漫型：全肝弥漫分布不规则点状、结节状回声，大小不一，分布不均，或肝内可见斑片状不均匀回声区，形态不规则，边界不清，同时肝大，切面形态失常，肝内管道结构紊乱或显示不清，静脉内常可见癌栓。

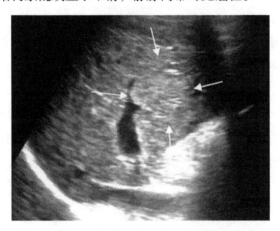

图 3-2　等回声型 HCC 二维声像图

（3）继发声像图表现：①较大的原发病灶周围可见散在结节状回声，即卫星结节，可为高回声或低回声，直径多在 0.5 ～ 1.5cm，提示癌肿肝内转移。②病变区血管的改变：病灶周围的肝静脉和门静脉可受压中断和移位。当病变增大时，血管回声形成一条半环状管形无回声带，紧紧包绕在病灶的边缘处，有时血管未包绕在病灶周边，而是被肿块所压形成刀切样中断。③血管内出现癌栓：A. 门静脉癌栓：门静脉癌栓表现为局限于某一支静脉管腔内，显示边界清晰的孤立均匀的等回声或低回声，彩色多普勒超声检查显示癌栓周围有血流通过；也可表现为门静脉内径明显增宽，管腔内无回声区消失，内满布低至中等回声。

部分门静脉壁连续中断或显示不清，提示门静脉壁严重浸润和破坏；后期门静脉形成广泛的吻合支及门静脉肝动脉短路，使门静脉周围出现蜂窝状结构，即"门静脉海绵样变"。B.肝静脉癌栓及下腔静脉癌栓：在肝静脉或（和）下腔静脉内可见形状不规则的癌栓，但肝静脉及下腔静脉壁多显示正常。

（4）小肝癌声像图表现：小肝癌多是在肝硬化基础上发生发展的，以低回声型常见。结节形态规则，以圆形或椭圆形多见，内部呈均匀细小低回声，中心可见数个增强的点状回声，边界清晰，包膜纤细光滑，可有侧壁回声失落，结节后壁及后方回声轻度增强，侧动探头可见侧后声影。少数小肝癌表现为高回声型，内部回声不均，可见增粗的点状回声，无明显包膜回声，结节周围暗环完整或不完整。

（5）CDFI：HCC绝大多数是富血供的肿瘤，90%以上由动脉供血。彩色多普勒可见肝癌结节周围血管围绕，结节内彩色血流丰富，分布呈线状、树枝状等，脉冲多普勒测及血流为动脉血流，RI值 > 0.60，PI值 > 0.90。少数为少血供型肝癌，彩色多普勒仅在肝癌结节周围探及血流信号，结节内未探及明显彩色血流。

（6）超声造影：典型HCC的超声造影表现为"快进快出高增强"，即肿块增强早于周围肝实质，达峰时增强强度高于周围肝实质，肿块消退早于肝实质。表现为动脉期呈快速高增强，门脉期呈等增强，延迟期呈低增强。

（二）肝内胆管癌

肝内胆管癌是原发性肝癌的一种，占原发性肝癌的5%～20%，多发生于肝内2级及以上胆管分支，其发病原因不明，常见病因多为肝胆管结石。此外，中华分支睾吸虫感染、理化因素、Caroli病等与本病发病也密切相关。早期无明显症状，后期可出现全身无力、腹痛、消瘦、梗阻性黄疸等。本病好发于中老年人，以50～60岁最多见。一般无肝炎后肝硬化病史，甲胎蛋白常无升高。肝内胆管癌有早期向肝内外扩散的倾向，主要经淋巴道播散，易出现远处脏器转移和周围淋巴结肿大。本病的超声声像图表现如下。

1.直接征象

肿块多数较大，形态不规则。发生于肝门部的肿块多呈浸润状，边界不清；发生于肝实质内的肿块，边界尚清但形态不规则，内部回声多样化，可为低回

声、等回声或高回声，回声分布不均匀。肝内胆管癌也可表现为肝内胆管腔内 1
个或多个息肉样小肿块，与胆管壁分界不清。

2. 间接征象

常伴发远端胆管扩张，但发生于肝边缘小胆管的肿瘤可不伴有胆管扩张。此
外，常合并胆管结石及反复发作的胆道感染。

3. 局部侵犯及肿瘤转移表现

病灶可侵犯邻近的肝门静脉、肝动脉，表现为肝门静脉管壁回声中断或不
清，管腔变窄，管腔内出现弱回声；肝动脉周围被肿块包绕，管壁显示不清。常
发生转移，表现为肝门部淋巴结肿大等。

4. CDFI

肿块内血流信号少，CDFI 多检查不到血流信号。

5. 超声造影

肝内胆管癌为乏血供肿块，动脉期增强多等于或晚于肝实质，表现为周边不
规则的环状高增强，中央以低增强为主，病灶内造影剂消退早于周围肝实质，延
迟期呈明显低增强，边界较造影前更加清晰。

（三）鉴别诊断

1. 肝血管瘤

较小的肝血管瘤大多呈高回声结节，境界清晰，内部类似筛孔状图像，小肝
癌大多呈低回声，病变内部回声较均匀，无筛孔状结构。少部分较小血管瘤内部
回声较低且无明显筛孔状结构者，与肝癌的鉴别诊断较难，但仔细观察，低回声
的小血管瘤周边可见高回声环绕。较大的海绵状血管瘤内部可见大小不一的血管
窦无回声区，但部分大血管瘤与肝癌仍不易鉴别，超声造影对鉴别两者有很大的
帮助。

2. 肝脓肿

未完全液化或脓液稠厚的肝脓肿，超声上呈低回声或不均质回声，与肝癌
声像图表现相似。仔细观察，肝脓肿的周围常有炎症反应，表现为较宽的低回声
带，呈齿轮状。且患者有畏寒、发热等临床表现。对不易鉴别者，超声造影、超
声引导下穿刺活检或抗感染治疗后复查有助于鉴别。

3.转移性肝癌

有原发肿瘤病史，肿块多发且形态类似，无肝硬化背景，典型者呈现"牛眼"征或"靶环"征。对于不易鉴别者，可行超声造影。

三、转移性肝癌

原发病灶在肝外转移至肝内的肿瘤称为转移性肝癌。肝是全身各部位的癌肿常见的转移部位。转移途径有血行转移和淋巴道转移，也可以由邻近肝的肿瘤直接浸润播散至肝。

（一）临床表现

早期，转移性肝癌的肝区症状较轻，临床主要为原发肿瘤的表现。当肝内转移癌病灶较大或发生广泛肝转移时，临床表现与原发性肝癌相似。实验室检查常出现原发灶的肿瘤标志物（如 CA_{125} 及 CEA 等）增高，除生殖腺恶性肿瘤转移外，甲胎蛋白多阴性。转移性肝癌很少合并肝硬化，也很少出现癌结节破裂出血或肝门静脉癌栓。

（二）超声声像图

转移性肝癌可表现为局灶型病变，也可表现为弥漫浸润型病变及直接浸润型病变，以局灶型病变多见。

1.局灶型病变

局灶型转移性肝癌一般表现为肝内单发或多发圆形、类圆形结节或团块，边界清楚。肿块内部回声因肿瘤来源、成分结构及坏死程度不同而有很大的差别，可分为高回声、低回声、等回声、无回声和混合回声型。对同一病例而言，肝转移癌不论肿块大小，其声像图表现基本一致。

（1）高回声型：最常见。此型癌结节常比血管瘤回声高，内部回声不均匀，且周边可见声晕。典型的转移性肝癌表现为"牛眼"征（图3-3）或"靶环"征，即病灶内部呈高回声，周围可见较宽的低回声晕环绕，部分高回声的中央还可见低或无回声区。高回声型多见于原发病灶为消化系统的肿瘤（特别是结肠癌）及已行放疗或化疗后的转移癌。

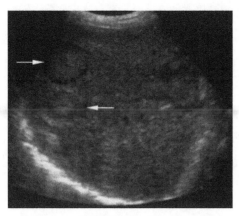

图 3-3　转移性肝癌（"牛眼"征）

（2）低回声型：此类型肿块一般较小，呈结节状，内部回声较低，边界清晰。常见于乳腺癌、小细胞肺癌及某些淋巴系肿瘤的肝转移。此外，在脂肪肝基础上发生的转移性肝癌也多表现为低回声型。

（3）等回声型：肿块的回声与正常肝实质相似，但肿块周围可有低回声晕，肿块周围部分血管可受压绕行或中断。此型不仔细观察容易漏诊。

（4）无回声型：较少见。肿块回声极低，类似肝囊肿，边界清晰，但没有薄而亮的囊壁。多见于淋巴瘤或囊腺癌肝转移。

（5）混合回声型：瘤体积较大，其内回声不均匀，可有液化坏死或钙化斑。可见于有分泌功能的转移性肝癌及较大的转移癌，如来源于胰腺的内分泌肿瘤、肾上腺肿瘤等。

2.浸润型病变

浸润型转移性肝癌仅表现为肝回声增粗杂乱，分布不均匀，而肝内无明显肿块，此型极易漏诊。直接浸润型转移性肝癌多为肝周边脏器（如胆囊、肝外胆管、胃、胰腺等）的恶性肿瘤，可直接侵犯肝组织，表现为原发肿瘤和肝内继发肿瘤融合，形态不规则，边界不清。

3.其他表现

可伴有肝门部淋巴结肿大。转移性肝癌时通常肝实质回声较为均匀，一般没有肝硬化表现。当肿瘤位于肝边缘或较大时，可见肝形态失常、肝表面局限性隆起等表现。转移性肝癌很少出现肝门静脉、下腔静脉癌栓。

4. CDFI

肝转移癌多为乏血供肿瘤，肿瘤内部一般检查不到明显血流信号，仅在肿块周边部见棒状或点状血流信号。少数富血供转移癌内部可见丰富的动脉血流信号。

5. 超声造影

动脉期可表现出病灶整体快速增强、周边厚环状快速增强及病灶内稀疏低增强三种，随后病灶内造影剂迅速消退廓清，呈明显低增强。消退比原发性肝癌更早，与原发性肝癌"快进快出"相比，转移性肝癌呈"快进更快退"表现。

（三）鉴别诊断

1. 原发性肝癌

局限型和浸润型转移性肝癌在声像图上与原发性肝癌不易辨别，但大多数原发性肝癌患者有不同程度肝硬化背景及乙型肝炎病毒感染病史，实验室检查甲胎蛋白增高。而转移性肝癌患者肝实质回声是均匀的，且有原发肿瘤病史，相关肿瘤标志物异常。超声造影时转移性肝癌消退较原发性肝癌早，有时动脉晚期即廓清呈低增强。

2. 肝血管瘤

高回声型转移性肝癌常不易与高回声型血管瘤相鉴别，尤其是多发者。前者内部回声不均匀，外周多有低回声晕环绕，后者内部呈筛网状回声。低回声型转移性肝癌境界清晰，而低回声型肝血管瘤外周可有高回声环绕，部分可见"血管穿通"征，超声造影对于两者鉴别非常明显。

3. 局灶性脂肪肝

局灶性脂肪肝肝内多处低回声，须与转移性肝癌鉴别，局灶性脂肪肝多出现于胆囊旁、门静脉旁，无占位效应，不对周围管道结构产生推挤移位等改变，其内血管走行正常。超声造影时，局灶性脂肪肝的低回声与周围肝组织呈三期等增强，即同时增强、同时消退。

四、肝血管瘤

肝血管瘤属先天性发育异常，是肝最常见的良性肿瘤。肝血管瘤可生长在肝的任何部位，一般生长缓慢。肝血管瘤可见于任何年龄，但成年人多见，儿童罕见。有文献报道认为，肝血管瘤的发生与增长与女性激素有关，临床上女性发病率高于男性。

（一）病理

肝血管瘤可单发或多发，外观呈暗红色或紫蓝色，可见不规则分叶状。病理类型主要包括海绵状血管瘤、毛细血管瘤、硬化性血管瘤和血管内皮细胞瘤，其中以海绵状血管瘤最为常见。肝海绵状血管瘤切面多呈蜂窝状的血窦腔，血窦壁有内皮细胞覆盖，血窦间由厚薄不一的纤维组织分隔，血窦腔内有时可见血栓形成，并可出现钙化。

（二）临床表现

根据血管瘤生长部位、大小及邻近器官受压情况不同，临床症状不一。大多数血管瘤体积小、无症状，临床常因体检偶然发现；位于肝边缘部位、直径＞5cm 的血管瘤患者，可出现上腹闷胀、肝区隐痛等不适，较大的血管瘤还可压迫胃肠道等周围脏器引起相应的临床症状。极少数患者，血管瘤破裂出血，出现急腹症或内出血症状。体格检查时，对于大的海绵状血管瘤，上腹部可扪及质软而有弹性的肿块，无压痛。实验室检查肝功能多在正常范围。

（三）超声声像图

1. 形态

肝血管瘤可单发或多发，较小血管瘤形态规则，多为圆形或椭圆形；较大血管瘤形态多不规则，呈团块状；巨大的肝血管瘤可引起肝大，形态失常。

2. 回声类型

肝血管瘤回声表现多样化，可呈高回声、低回声、等回声及混合回声等。血管瘤回声的类型由瘤内血管腔、血管壁及纤维组织分隔的多少和厚薄所决定。同一病例肝血管瘤可表现为同一回声类型，也可同时表现为多种回声类型。

（1）高回声型：绝大多数小的血管瘤（＜2cm）表现为高回声型。肝内可见单发或多发的圆形或椭圆形高回声结节，其内可见点状无回声区，呈筛网状，边界清晰，无声晕。高回声型肝血管瘤主要是由瘤内管腔细，纤维分隔多而厚，界面回声增高所致。

（2）低回声型：肝内可见圆形或椭圆形低回声结节，边界清晰，形态规则，较小的低回声结节周边可探及高回声环绕。低回声内部可见类似等号样血管断面回声，血管断面回声位于肿块周边时称为"周缘裂隙"征。部分血管瘤还可见小血管穿入瘤内或穿通瘤体，称为"血管穿通"征。低回声型肝血管瘤主要由瘤内管腔粗，纤维隔少而薄，界面回声弱所致。

（3）混合回声型：多见于直径 5cm 以上的较大的血管瘤，瘤内回声不均匀，可见无回声区或高、低回声等，有时还可见强回声，边界不清，形态不规则。混合回声型肝血管瘤主要是由瘤内产生血栓、栓塞、纤维化、钙化等改变，致使其内部回声混杂所致。

3. CDFI

较小肝血管瘤彩色多普勒不易检测出血流信号；部分较大的肝血管瘤可在瘤体周边探及点状或短棒状血流信号。

4. 超声造影

较大的肝血管瘤表现为动脉期周边呈环状结节状增强，渐向心充填，延迟期可充填完全呈整体高增强，或充填不完全呈周边高增强，中央不规则低增强。较小的肝血管瘤表现为动脉期呈整体快速高增强，持续强化，延迟期仍呈高增强。延迟期高增强是肝血管瘤区别于肝恶性肿瘤的一个显著特点。

（四）鉴别诊断

1. 原发性肝癌

原发性肝癌患者有不同程度肝硬化背景及乙型肝炎病毒感染病史，实验室检查甲胎蛋白增高。肝血管瘤患者多无乙型肝炎病毒感染史，肝实质回声均匀，甲胎蛋白正常。低回声的原发性肝癌肿块内可探及动脉血流信号，但低回声型肝血管瘤内一般检查不到血流信号，且瘤体周围有高回声环绕。高回声的原发性肝癌肿块周边多见暗环，而高回声型肝血管瘤边界清晰，周边无暗环，结节内呈筛孔状。对于合并肝硬化的肝血管瘤患者，超声造影有助于两者的鉴别。

2. 肝转移瘤

见"转移性肝癌"鉴别诊断。

3. 肝脓肿

早期肝脓肿尚未液化或液化不全时，声像图与混合回声型的肝血管瘤不易鉴别，需结合相关临床资料鉴别，如肝脓肿患者临床有畏寒、发热、右上腹痛症状，实验室检查白细胞及中性粒细胞增高；肝血管瘤患者一般无明显临床表现。超声造影的典型表现更有助于两者的鉴别诊断。

第二节　胆道的超声诊断

超声是检查胆囊效果最好的方法之一。由于胆道自身的囊性结构的特点，特别是当其扩张时，给超声检查提供了其与周围组织较高的对比分辨率。超声良好的空间分辨率及肝所提供的良好声窗，保证了大部分患者都能够得到高质量的检查效果。目前来说，超声是检查胆囊结石、右上腹痛，初步评估黄疸的首选影像学方法。如果与 MRI/MRCP 和增强 CT 检查相结合，超声在综合评价复杂胆道疾病，如肝门部胆管癌的诊断和分期中也起着关键作用。

一、胆囊疾病

正常胆囊功能有贮存、浓缩胆汁和调节胆汁排放。胆囊腔内胆汁为均匀性液体，胆囊壁与胆汁间存在一定的声阻抗差，形成良好的超声反射界面。胆囊壁显示清晰，胆囊腔内无回声，后方回声增强。当胆囊发生病变时，胆囊大小、形态、透声性及胆囊壁厚度等出现异常回声表现，根据声像图表现，结合临床资料，可及时确诊。

（一）急性胆囊炎

胆囊炎可分为急性和慢性两种。急性胆囊炎是指胆囊的急性炎症性疾病，其中 90%～95% 由胆囊结石引起，5%～10% 为非结石性胆囊炎。急性胆囊炎的危险因素有蛔虫、妊娠、肥胖、艾滋病等。急性胆囊炎的并发症主要有胆囊穿孔、胆汁性腹膜炎、胆囊周围脓肿等。

1. 病理

急性胆囊炎可为初发或由慢性胆囊炎急性发作。多由胆囊管和胆总管下端梗阻或细菌感染所引起。

临床上分 3 类；第一类为急性单纯性胆囊炎，胆囊黏膜充血水肿；第二类为急性化脓性胆囊炎，病变侵及胆囊壁全层，浆膜面有渗出，使囊壁增厚，胆汁淤积，胆囊膨大；第三类为急性坏疽性胆囊炎，囊壁极度膨胀，使血循环障碍，引起坏死、穿孔，胆管也受累。

2. 临床表现

（1）症状和体征发热，右上腹疼痛（可向右肩部放射），Murphy 征阳性，右上腹包块、压痛、肌紧张、反跳痛。

（2）实验室检查 C 反应蛋白升高（≥ 30mg/L），白细胞升高。

（3）影像学检查。

①超声：急性胆囊炎快速、简便的非创伤检查手段，是首选的影像学检查方法。

②X 线：近 20％的急性胆囊炎可以在 X 线平片中显示结石影，化脓性胆囊炎或胆囊积液也可显示出肿大的胆囊或炎性组织包块阴影。

③CT：超声检查有时可替代 CT，但有并发症而不能确诊的患者须行 CT 检查。

3. 超声声像图

（1）胆囊肿大（长轴＞9cm 或短轴＞4cm），由于张力增大常呈椭圆形。轮廓线模糊，外壁线不规则。

（2）胆囊壁弥漫增厚，其厚度＞0.3cm，呈高回声，有时其间可见连续或中断的条纹状弱回声带及无回声带，形成"双边影"。

（3）胆囊腔内出现细小或粗大光点，呈云雾状，为胆囊积脓。

（4）超声 Murphy 征：探头置于胆囊体表时，稍用力加压，患者感疼痛，称超声 Murphy 征阳性。

（5）胆囊穿孔：穿孔处胆囊壁连续性中断，扩张的胆囊缩小，胆囊腔内回声增多，形态不规则，胆囊周围可见境界不清的液性暗区，其内可见粗细不等的点状或带状回声，若胆囊周围有脓肿，显示圆形、椭圆形透声暗区或者边缘不规则的透声性减低的肿块（图 3-4）。

（6）胆囊气肿：急性气肿性胆囊炎罕见，胆囊腔内积气，表现为致密强回声，或呈"彗星尾"征。

（7）胆囊收缩功能差或丧失。

注意：单纯性胆囊炎初期可无明显超声改变。

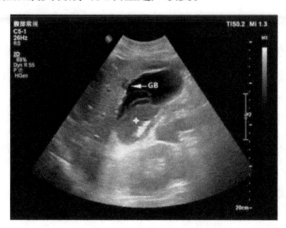

图 3-4　急性胆囊炎二维声像图

注：显示胆囊壁增厚不光滑，前壁连续性中断（白色箭头），腔内积脓（十字星）。

4. 鉴别诊断

急性胆囊炎所引起的胆囊肿大或胆囊壁增厚，应与慢性胆囊炎、阻塞性黄疸、肝硬化引起的胆囊改变相鉴别，具体见表 3–5。

表 3-5　急性胆囊炎与肝硬化、阻塞性黄疸、慢性胆囊炎的超声鉴别诊断

鉴别点	急性胆囊炎	肝硬化	阻塞性黄疸	慢性胆囊炎
胆囊壁增厚	＋	＋	－	＋
胆囊肿大	＋	－	＋	－
胆囊壁"双边影"征	＋	－	－	－
超声 Murphy 征	＋	－	－	－
胆囊收缩功能	无	差	差	差

（二）慢性胆囊炎

慢性胆囊炎常由急性胆囊炎反复发作或长期存在的胆囊结石所致胆囊功能异常导致。约 25% 的患者存在细菌感染，其发病基础是胆囊管或胆总管梗阻。

1.病理

慢性胆囊炎根据病因和病理可分为以下 3 类。

（1）感染性胆囊炎：是最常见的一种，为急性胆囊炎迁延而来，轻者仅黏膜有炎症，胆囊壁有时增厚和纤维组织增生，重者胆囊壁显著增厚，甚至胆囊萎缩，功能丧失。

（2）代谢性胆囊炎：常见，是由胆固醇沉积在胆囊壁黏膜上而引起的慢性胆囊炎，由于黄白色的胆固醇散布在充血的黏膜上，形如草莓而称之为"草莓样胆囊"。

（3）阻塞性胆囊炎：胆囊管嵌顿结石，胆汁滞留于胆囊，刺激胆囊，发生慢性炎症。

2.临床表现

（1）症状和体征。

①腹痛：常与高脂高蛋白饮食有关，患者常表现出发作性的胆绞痛，多位于右上腹，或出现钝痛，可放射至背部，持续数小时后缓解。

②消化不良：表现为嗳气、饱胀、腹胀、恶心等。

③压痛：右上腹压痛。

④无症状：只在手术或尸检时被发现。

（2）实验室检查收集十二指肠引流液进行胆汁检查，可发现胆汁内有脓细胞、胆固醇结晶、胆红素钙沉淀、寄生虫卵等，胆汁培养可发现致病菌。

（3）影像学检查。

①超声：首选的影像学检查手段，可显示胆囊大小、囊壁厚度、囊内结石和胆囊收缩情况等。

②X 线：可显示阳性结石、胆囊钙化及胆囊膨胀的征象。

③胆管造影：口服及静脉胆管造影，除可显示结石、胆囊大小、胆囊钙化、胆囊膨胀的征象外，还可观察胆总管形态及胆总管内结石、蛔虫、肿瘤等征象，对本病有诊断价值。

3. 超声声像图

（1）慢性胆囊炎病程初期，胆囊体积无明显变化，或稍有增大，超声检查难以发现和识别。随病程进展，胆囊体积逐渐缩小，甚至萎缩成团块状，腔内胆汁消失，胆囊显示不清（图 3-5）。

（2）胆囊壁增厚，厚度＞ 0.3cm，边界模糊，可出现类似"双边"征。

（3）胆囊腔内透声差，可出现等回声或低回声团，无声影，体位改变时可缓慢移动和变形，此系组织残屑所致。

（4）合并有胆囊周围炎时，胆囊周围条索状或斑块状回声增多，呼吸运动时胆囊有活动"受限"的现象。

（5）充满胆囊结石者，可形成囊壁 – 结石 – 声影三联征（WES）。

（6）脂餐试验胆囊收缩功能差或丧失。

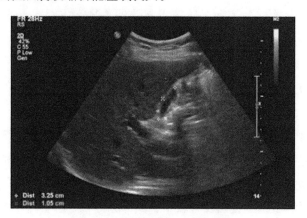

图 3-5　慢性胆囊炎二维声像图

注：胆囊缩小，壁明显增厚，边界模糊。

4. 鉴别诊断

慢性胆囊炎应与胆囊癌、胆囊腺肌增生症等原因引起的胆囊壁增厚相鉴别，见表 3-6。

表 3-6　慢性胆囊炎与胆囊癌、胆囊腺肌增生症的鉴别诊断

鉴别点	慢性胆囊炎	胆囊癌	胆囊腺肌增生症
胆囊形态	萎缩	不规则	呈葫芦状

鉴别点	慢性胆囊炎	胆囊癌	胆囊腺肌增生症
胆囊壁	增厚	局限性或弥漫性不均匀的增厚	增厚，壁可见小囊腔（罗－阿窦）
胆囊腔	点片状或无胆汁回声	杂乱高回声实变样	囊腔变窄，若有小结石则呈"彗星尾"征
胆囊收缩功能差	无	功能或差	亢进

（三）胆囊结石

胆囊结石是世界范围的常见病。流行病学显示胆囊结石在欧美发病率最高（约10%），东亚（约4%）和撒哈拉以南非洲（2%～5%）最低。主要见于成年人，女性多于男性，40岁后发病率随年龄增长而增高。

1.病理

胆囊结石与多种因素有关。任何造成胆固醇与胆汁酸浓度比例改变和胆汁淤滞的因素都能导致结石形成。我国西北地区胆囊结石的发病率相对较高，这可能与当地人的饮食习惯有关。根据结石的化学成分，通常分为如下3类。

（1）胆固醇结石：主要成分是胆固醇，多呈球形或卵圆形，常为单发，直径0.5～5cm，含钙少，X线平片不显影。其比重小，可以在胆汁中漂浮。

（2）胆色素结石：胆囊内发生较少，大部分分布于胆管内。主要成分为胆色素，数目较多。X线平片可显影。

（3）混合性结石：胆囊结石中最多见，主要由胆色素、胆固醇和钙盐以不同比例组成，呈不同颜色的多边形，常为多发，体积小，一般不到$1cm^3$，X线平片显影。

胆囊结石与胆囊炎往往同时存在，互为因果。

2.临床表现

（1）症状和体征。

①大多数患者无症状，仅在体检、手术和尸解时发现，称为静止性胆囊结石。

②胆绞痛常：在饱餐、进食油腻食物后或睡眠中体位改变时发生，疼痛位于右上腹或上腹部，呈阵发性，或者持续疼痛阵发性加剧，可向右肩胛部和背部放

射，可伴恶心、呕吐。

③右上腹隐痛：表现为进食过量、吃高脂食物、工作紧张或休息不好时感到上腹部或右上腹隐痛，或者有饱胀不适、嗳气、呃逆等。

④胆囊积液：积液呈透明无色，又称为白胆汁。

⑤其他：部分患者结石进入胆总管内成为胆总管结石，引起黄疸、胆源性胰腺炎、胆囊穿孔等。

（2）辅助检查。

①X 线：结石含钙量超过 10%时，X 线检查可以显影，有助于确诊。

②CT 和 MRI：也可显示胆囊结石，但不作为常规检查。

3.超声声像图

（1）典型胆囊结石的超声特征。

①胆囊腔内形态稳定的强回声光团，强回声形态由于结石的类型、形态、大小等区别而存在差别，可为新月形、半圆形或圆形，可单发，也可多发。

②此光团可随患者体位的改变沿着重力方向移动。

③强回声光团后方有形态稳定的声影，边缘锐利，宽度与结石的宽度基本一致。

（2）不典型的胆囊结石超声图像。

①胆囊腔内充满结石：胆囊腔内胆汁较少或无胆汁，胆囊呈团块状实体回声，胆囊内无回声区消失，仅能看到增厚的胆囊前壁包绕中间结石呈弧形或半月形强回声带，其后拖有较宽的声影带，后壁和轮廓不能显示，即 WES 征。

②胆囊颈部结石：如果胆囊颈部结石未嵌顿，结石在周围胆汁的衬托下易于显示；如果囊壁与结石紧密接触，则其强回声团变得不明显，仅表现为胆囊肿大或颈部有声影，此时可采用右前斜位，部分结石可移出。

③泥沙样结石：结石主要成分为胆色素，此泥沙样结石颗粒细小，质地疏松，呈泥沙样。表现为胆囊后壁分布厚薄不一的强回声带，后方声影较淡。结石较少时声影往往不明显，此时可变动体位仔细观察有无颗粒移动。

④Mirizzi 综合征：多发生于胆囊管与肝总管伴行过长或者胆囊管与肝总管汇合位置过低时。结石嵌顿于胆囊颈、管部，引起胆囊炎，并压迫肝总管造成部分梗阻狭窄，梗阻以上的胆管扩张。超声表现为胆囊颈、管部可见强回声结石伴后方声影。胆囊肿大，或者因慢性胆囊炎反复发作而胆囊萎缩。胆壁明显增厚。肝内胆管及肝外胆管上段扩张，肝外胆管下段管径正常。

4.鉴别诊断

（1）头孢曲松钠引起的假性结石：有此类药物使用的病史，停药后复查，此类结石可完全溶解而消失。

（2）肝门附近的肠气回声：肠气回声可出现酷似强回声的光团，但光团形态不固定，其声影内有多重反射的回声光带，不如结石声影清晰整齐，且随肠蠕动而移动。

（3）胆囊内沉积物或浓缩胆汁：多见于胆道梗阻或长期禁食者，其回声较弱，后方无声影，移动缓慢，可在胆汁中漂动。

（四）胆囊腺肌增生症

胆囊腺肌增生症是一种以腺体和肌层增生为主的良性胆囊疾病，是胆囊增生性疾病的一种，以慢性增生为主，兼有退行性改变。病因不明，女性多见。

1.病理

胆囊壁黏膜增生肥厚，罗 - 阿窦数目增多，扩大成囊状，穿至肌层深部，窦与胆囊腔之间有管道相连，形成假性憩室。肌层明显增生，胆囊壁显著增厚。假性憩室中充满胆汁，可形成结石。分为以下 3 型。

（1）局限型：最为常见，胆囊壁局部发生明显增厚，常为单发，多位于胆囊底部，易被误认为肿瘤。

（2）节段型：胆囊壁的一段发生增生，常造成胆囊环形狭窄，狭窄部壁厚超过 0.2cm，边缘不规则。

（3）弥漫型：整个胆囊壁均有增生，胆囊壁均匀并且有广泛的增厚。

2.临床表现

（1）症状和体征临床以成年女性多见，主要症状有上腹部隐痛，消化不良、嗳气、厌食油腻食物等，类似慢性胆囊炎、胆石症的临床征象，或无症状，或与胆囊结石并存。

（2）辅助检查。

①超声：为首选的影像学检查方法。

②CT：主要表现为胆囊壁增厚及伸入其内的多个小壁内憩室，与胆囊腔相通。

③胆囊造影：可见增厚的胆囊壁内多发小点状造影剂充盈，与胆囊腔相通。

3. 超声声像图

（1）常见声像图表现：胆囊壁内小点状强回声，后方伴"彗星尾"征。可伴或不伴胆囊壁增厚。

（2）典型表现：胆囊壁局限或弥漫性显著肥厚，局限性增厚者也称为腺肌瘤；增厚的胆囊壁内见稀疏分布或蜂窝状的小囊状无回声区或小网格样回声；囊壁内见散在分布的点状强回声伴"彗星尾"征。

（3）不同类型胆囊腺肌增生症声像图表现。

①局限型：最常见，囊壁见单个或多个点状强回声，后方伴"彗星尾"征，可伴局部囊壁增厚。局灶型腺肌增生症局限于胆囊底部时也称为基底型，此型如受检者症状不明显时容易漏诊。当怀疑病变存在时可采用高频超声观察。

②节段型：病变多发生在胆囊体、颈部，显著增厚的肌层呈三角形向腔内突出，形成所谓"三角"征，尖端指向腔内，囊壁常见小囊及伴"彗星尾"征的点状强回声。

③弥漫型：胆囊壁呈广泛性增厚，内腔狭窄，相对少见。

胆囊腺肌增生症行脂餐实验显示胆囊收缩功能亢进。本病可合并胆囊结石、胆囊炎。

4. 鉴别诊断

胆囊腺肌增生症超声检查，以胆囊壁明显增厚，壁内可见小囊低回声或"彗星尾"征为特征。缺乏这些特征时，应与其他因素引起的胆囊壁增厚的疾病相鉴别。胆囊腺肌增生症超声鉴别诊断见慢性胆囊炎。

（五）胆囊腺瘤

胆囊腺瘤是胆囊常见的良性肿瘤，多见于中老年女性。研究认为，胆囊腺瘤的发病率很低，本病虽有癌变的可能性，但对人群构成的威胁并不太大。

1. 病理

胆囊腺瘤可单发或多发，可发生在胆囊的任何部位，直径多为 0.5～2.0cm，甚至可充满整个胆囊，癌变机会与腺瘤大小呈正相关。外形可呈乳头状或非乳头状，腺瘤表面可破溃出血、坏死、感染，部分病例同时伴有胆囊结石。胆囊腺瘤是胆囊癌的癌前病变，一旦确诊，宜行手术切除。

2.临床表现

多数无临床症状，如伴有胆囊炎，可有恶心、嗳气、食欲缺乏、乏力、右上腹部疼痛、厌食油腻、大便次数增多等。常在体检时首先由超声检查发现。

3.超声声像图

（1）多孤立存在，多发者少见。

（2）病灶最大直径多超过1cm，一般表面较光滑，形态规则，多为中等回声，内部回声均匀。

（3）超过2cm的腺瘤可呈结节状、乳头状或分叶状，呈等回声或高回声或混合回声。

（4）部分病灶带有短而粗的蒂。

（5）胆囊腺瘤与胆囊壁紧密相连，不随体位改变而移动，瘤体后方无声影。

（6）彩色多普勒检查，较大的腺瘤内部多可见血流信号显示，自胆囊壁伸入瘤内，可探查到动脉或静脉型血流频谱。

4.鉴别诊断

（1）胆囊癌：胆囊癌时，胆囊壁增厚，黏膜面常不规则，胆囊壁的连续性常受到破坏，胆囊外形有改变，常显示出对肝实质或肝门部有侵犯特征。胆囊癌内部的血流多普勒频谱呈低阻力血流，$RI < 0.40$，与腺瘤有一定的区别。

（2）黏稠胆汁：表现为高回声光团时容易误诊，但黏稠胆汁常沉积于胆囊后壁，改变体位时有移动性特征，而胆囊腺瘤则无移动性特征，以资鉴别。

（3）其他：较小的胆囊腺瘤不易与胆固醇性或炎性息肉相鉴别，较大的腺瘤不易与早期胆囊癌鉴别，应结合其他影像学检查综合分析，方可确诊。

（六）胆囊癌

胆囊癌（GBC）是指发生于胆囊的恶性肿瘤。我国胆囊癌发病率占同期胆道疾病的0.4%～3.8%，位列消化道肿瘤发病率的第6位，患者5年生存率仅为5%。主要的危险因素和病因有胆囊结石、胆囊慢性炎症、胆囊息肉、胰胆管汇合异常、遗传因素、胆道系统感染、肥胖症和糖尿病等。

1.病理

胆囊癌最常见的病理学类型为腺癌，其他还包括腺鳞癌、鳞癌、未分化癌，神经内分泌来源肿瘤及间叶组织来源肿瘤等。大体形态分为乳头状型和浸润型，也可为混合型。早期浸润型腺癌只局限于颈部壁内，晚期导致囊壁弥漫性增厚。乳头状癌可以单发或多发，肿瘤突入胆囊腔内，到后期胆囊腔消失，完全为巨大的肿瘤所取代。

胆囊癌常直接侵犯肝脏，肝脏受侵犯或有转移肿大淋巴结时可引起阻塞性黄疸，胆囊管阻塞时可继发感染积脓。约 70% 的胆囊癌同时合并有胆囊结石。

2. 临床表现

（1）症状和体征。

①右上腹疼痛：开始为右上腹不适，继而出现持续性隐痛或钝痛，有时伴阵发性剧痛并向右肩放射。

②消化不良：表现为厌油腻、嗳气、胃纳不佳。

③黄疸：往往在病程晚期出现。癌组织侵犯胆管引起黄疸，同时伴有消瘦、乏力甚至出现恶病质，皮肤、黏膜黄染，伴皮肤瘙痒。

④发热：部分患者出现发热。

⑤右上腹肿块：体格检查时可在右上腹或上腹部触及肿块。

（2）辅助检查。

①超声：简便无损伤，可反复使用，是首选的影像学检查方法。内镜超声能进一步判定胆囊壁各层结构受肿瘤浸润的程度。

② CT：可显示胆囊肿大、团块和结石影。

③ ERCP：对于能够显示出胆囊的胆囊癌诊断率可达 73% ～ 90%。但 ERCP 检查有半数以上不能显示胆囊。

④细胞学检查：可以直接取活检或抽取胆汁查找癌细胞。细胞学检查的阳性率不高，但结合影像学检查仍可对 50% 以上胆囊癌患者做出诊断。

⑤肿瘤标记物：在肿瘤标本的 CEA 免疫组化研究报告中，胆囊癌的 CEA 阳性率为 100%。进展期胆囊癌患者血清 CEA 值可达 9.6ng/mL，但在早期，诊断无价值。CA_{19-9}，CA_{125}，CA_{15-3} 等肿瘤糖链抗原仅能作为胆囊癌的辅助检查。

3. 超声声像图

（1）诊断要点。

①病变早期表现为胆囊壁 ≥ 1cm 的低回声或等回声息肉样病灶或局部隆起、囊壁局部增厚。

②病变晚期胆囊内见回声不均的肿块，甚至充满囊腔，或囊壁弥漫性增厚。

③条件具备时建议采用高频超声检查，可观察到囊壁层次不清。

④常合并胆囊结石、胆泥，可引起胆道梗阻。

⑤常浸润胆囊床周围肝组织或出现肝内转移。

⑥彩色多普勒多可见内部的丰富血供。

（2）胆囊癌的声像图分型。

①息肉型：大小常超过1cm。呈乳头状或结节状突出于胆囊腔内，基底部直接与胆囊壁相连，可带蒂，但多较粗。回声多与胆囊壁一致或偏低，内部回声均匀，表面光滑。

②肿块型：胆囊壁上基底部较宽的实性肿块，或局部隆起突向腔内伴胆囊壁局部增厚。有的病变隆起并不突向胆囊腔，仅表现为局部囊壁增厚。肿块、隆起或胆囊壁增厚均呈低回声或等回声，表面不平，增厚的胆囊壁内部回声不均。

③厚壁型：胆囊壁弥漫性或大部分增厚，增厚的程度并不均匀，囊壁呈不均匀低回声或混合回声。

④弥漫型：胆囊全部被实性肿瘤占据，胆囊腔消失，胆囊肿大且轮廓不规则，与肝及周围脏器境界不清。肿瘤内部回声杂乱，高、低回声相间，其中可合并强回声团伴声影。

（3）合并症。

①50%～70%的胆囊癌合并胆囊结石或慢性胆囊炎。

②癌肿易侵犯胆总管引起上段胆道梗阻，肝内胆管普遍扩张。

③病变晚期，肝内出现转移性实质肿块，肝门部、胰周及腹主动脉旁见淋巴结肿大。

4.鉴别诊断

（1）息肉型胆囊癌：须与良性胆囊息肉样病变鉴别，当后者为单发病灶、回声偏低，大小在1cm左右时，欲明确诊断较困难。

（2）肿块型胆囊癌：须与稠厚的胆泥、节段型胆囊腺肌增生症相鉴别。改变扫查体位、利用探头压迫胆囊可使胆泥移动或变形。部分胆泥与胆囊壁粘连、移动不明显时，在超声造影下表现为无增强，可以鉴别。腺肌增生症在增厚的胆囊壁内多有强回声伴"彗星尾"征或小的蜂窝状无回声区。

（3）厚壁型胆囊癌：壁内回声杂乱，严重的慢性胆囊炎、弥漫型胆囊腺肌增生症也有类似的声像表现，鉴别有时较难。仔细观察胆囊内壁、外壁层次及壁内回声可帮助鉴别诊断。此外，厚壁型胆囊癌多进入病变晚期，常侵犯胆管引起胆道梗阻、肝内胆管扩张，或浸润周围肝组织出现肝内肿块，可作为鉴别诊断的辅助证据。

（4）弥漫型胆囊癌：如果肿瘤虽充满囊腔但还能保持胆囊的形态或仍能辨认囊壁，诊断较易明确。如肿瘤已向肝脏浸润，胆囊轮廓消失，则需要和肝内肿瘤鉴别。如在胆囊区扫查到肿块而又看不到胆囊，则应考虑是否为弥漫型胆囊癌。如为肝来源肿瘤压迫胆囊使之移位或变形，一般情况下仍能寻找到胆囊的图像，同时胆囊壁多连续完整。

（七）胆囊息肉样病变

胆囊息肉样病变是指影像学显示的胆囊壁上直径 2cm 以下的局部隆起，不是严格意义上的病理学分类，它既包含胆囊的炎症性或代谢性增生疾病（如炎性或胆固醇性息肉、腺肌增生等），也包含胆囊良、恶性肿瘤（小的腺瘤、胆囊癌等）。在中国，随着超声技术的广泛普及，胆囊息肉样病变检出率越来越高，对其临床、病理特点和手术时机选择得到了广泛的研究。

1. 临床表现

大多数胆囊息肉样病变的症状与慢性胆囊炎相似，主要表现为右上腹轻度不适，伴有结石时可出现胆绞痛，但也有相当数量的患者并无症状，只是在做健康体检时才被发现。一般认为，胆囊息肉样病变是胆囊癌的诱发因素，近年来国内外也有许多关于胆囊息肉样病变癌变的报道，尤其在伴有结石时，癌变概率会明显提高。

2. 胆囊息肉样病变超声检查的主要目的

（1）确认息肉样病变的存在。

（2）鉴别息肉样病变的性质。

3. 胆囊息肉样病变的超声诊断的必要条件

（1）胆囊壁上局部突出的异常回声。

（2）不随体位改变而移动。

（3）后方不伴声影。

4. 胆固醇性息肉

胆固醇性息肉占胆囊息肉样病变的绝大多数，为胆囊黏膜胆固醇结晶沉积，常常是体内胆固醇代谢紊乱的局部表现，可能与喜欢高脂肪和高胆固醇的食物、工作紧张、饮食不规律等因素有关。其声像图表现如下：

（1）病变一般多发，可见于胆囊任何部位。

（2）呈球形、桑葚状或乳头状，有蒂或是基底较窄。

（3）体积小，通常直径均＜1cm。

（4）多为高回声。

5.腺瘤性息肉

胆囊的腺瘤是真性肿瘤，有恶变倾向，尤其是乳头状腺瘤被认为是癌前病变。其声像图表现如下：

（1）病变一般为单发，也可为多发，好发于颈部、底部。

（2）呈乳头状或圆形结节，基底较宽，偶见有蒂。

（3）平均大小较胆固醇息肉大，但多数不超过1.5cm。

（4）可为高回声、中等回声或弱回声。

6.炎症性息肉

病变相对少见，常为多发型，基底部宽，无蒂，多合并胆囊炎、胆囊结石。

7.息肉大小

息肉如超过1cm，癌变的概率较高（发生率为3%～13%），须特别注意观察病灶内部的回声的均一性和表面是否规则。彩色多普勒检查病变内部见明显血流信号时，要高度警惕腺瘤性息肉或息肉型胆囊癌。

8.鉴别诊断

息肉型胆囊癌酷似腺瘤性息肉，鉴别非常困难。如果观察到病灶形态不规则，内部回声不均质，表面回声模糊欠光滑，基底部较宽，胆囊壁层次不清，彩色多普勒病灶内部见粗大且不规则的血流信号，应考虑胆囊癌的可能。节段性胆囊腺肌增生症隆起的病变多无蒂、基底部较宽，同时有胆囊壁显著肥厚，壁内蜂窝状小无回声区和点状强回声伴"彗星尾"征。若条件允许可采用高频超声观察病变内部的细微回声特征、内部血流信号、病灶基底部及邻近胆囊壁层次，这往往能进一步明确诊断。超声造影观察息肉内部见粗大树枝状血管、囊壁层次不清，以及增强消退时间较短时应高度怀疑胆囊癌。

二、胆管疾病

超声在胆管疾病的临床诊断中有着较为明显的优势，可以显示出病灶浸润程度、病变范围，降低鉴别诊断的误诊率。同时通过超声技术在胆管疾病诊断中的应用还能够动态观察胆管走行及节律性蠕动现象，对于一些不能耐受或者不愿意实施 X 线造影的患者更是首选的诊断方法。

（一）胆管结石

胆管结石是指肝内外胆管内有结石形成，是最常见的胆道系统疾病。胆管结石以发病率高、排石不通、溶石困难等为特点，国内外均没有特效疗法，从而使众多的肝内胆管结石患者因缺乏有效治疗而引起胆汁淤积、肝硬化甚至肝癌。

1.病理

结石阻塞胆管引起胆汁淤滞，继发细菌感染而导致急性胆管炎发生。胆管反复炎症可造成局部管壁增厚或瘢痕性狭窄，而胆管炎症和狭窄又可以促进结石形成。

胆管结石分为原发性胆管结石和继发性胆管结石。原发性胆管结石是指在胆管内形成的结石，主要为胆色素结石或混合性结石。继发性胆管结石为胆囊结石排至胆总管者，主要为胆固醇结石。

根据结石所在部位分为肝外胆管结石和肝内胆管结石。肝外胆管结石多位于胆总管下端；肝内胆管结石可广泛分布于两叶肝内胆管，或局限于某叶胆管，其中以左外叶和右后叶多见。国外的肝内胆管结石发病率较低，但在国内，肝内胆管结石的发病率较高，特别是在我国福建、江西和山东等省，肝内胆管结石的发病率可占胆系结石的 30%～40%。

2.临床表现

（1）症状和体征：临床上患者常出现右上腹绞痛、发热、黄疸。感染严重者可出现休克和精神异常（Reynolds 五联征），症状反复，久之出现胆汁性肝硬化，继而出现门静脉高压症。

（2）辅助检查。

①超声：为首选的影像学检查方法，可发现胆管内结石及胆管扩张影像。

② PTC 及 ERCP：提供结石的部位、数量、大小及胆管梗阻的部位和程度。

③ CT：一般只在上述检查结果有疑问或不成功时才考虑使用。

3.超声声像图

（1）肝外胆管结石。

①肝外胆管扩张，胆囊增大，胆管增厚，回声增强。

②胆管腔区中出现形态稳定的强回声光团，后方可伴有声影。

③强回声光团与胆管壁之间分界清楚，结石周围可见细窄无回声带环绕。

④变换体位或行脂餐后，强回声团在胆管内发生位置移动。

⑤胆管内较小结石和泥沙样结石，呈中等或较弱回声，后方声影浅淡或不明显。

胆总管下端结石有可能只显示胆总管扩张而探测不到结石，此时应与胆总管下端肿瘤和胰头癌鉴别。肿瘤所致胆管扩张多数比胆管结石严重，黄疸逐渐加深，癌肿最后常浸润胰头，出现胰头大、胰管扩张。

（2）肝内胆管结石。

①肝内沿胆管走行分布的强回声，呈圆形、斑点状、条索状或边界不规则的片状。

②结石后方可伴有声影。

③结石阻塞部位近端的小胆管一般都扩张，与伴行的门静脉分支构成"平行管"征。

④被阻塞的小胆管反复发炎、淤胆，在相应部位肝实质回声粗大不均，甚至出现实质硬化、萎缩。

4.鉴别诊断

肝内胆管结石与肝内胆管积气、肝内钙化灶（图3-6）的鉴别诊断见表3-7。

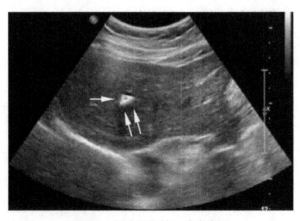

图3-6 肝内钙化灶二维声像图

注：肝实质内可见高回声结节（箭头），形态不规则，后方伴有声影。

表 3-7　肝内胆管结石与肝内胆管积气、肝内钙化灶的鉴别诊断

鉴别点	肝内胆管结石	肝内胆管积气	肝内钙化灶
分布	沿胆管主干分布	左支或二级胆管	在胆管间分布
强回声特征	形状稳定，边界清楚，圆形、斑块状、条索状	形状不稳定，边界不清，带状、条索状，紧贴胆管前壁	形态稳定，边界清
后方声影	干净	多数有多重反射	可有声影
胆管扩张	有	无	无
左侧卧位	无改变	有改变，右肝胆管增多	无改变
其他	X线片阴性或有结石影	多有胆道手术史，X线片见气体影	X线片见钙化灶

（二）肝外胆管癌

肝外胆管癌是指肝外胆管系统衬覆上皮发生的恶性肿瘤，又以胆囊管与肝总管汇合点为界分为肝门部胆管癌和远端胆管癌。其发病原因尚不明确。发病的危险因素包括高龄、胆管结石、胆管腺瘤和胆管乳头状瘤病、Caroli 病、胆总管囊肿、病毒性肝炎、肝硬化、原发性硬化性胆管炎、溃疡性结肠炎、化学毒素、吸烟、肝片吸虫或华支睾吸虫感染等。

1. 病理

（1）大体类型：分为息肉型、结节型、硬化缩窄型和弥漫浸润型。结节型和硬化缩窄型倾向于侵犯周围组织，弥漫浸润型倾向于沿胆管扩散，息肉型可因脱落而发生转移，肿瘤局限于胆管壁者手术治疗预后较好。

（2）组织学类型：腺癌最常见，组织学亚型包括胆管型、胃小凹型、肠型。少见类型有黏液腺癌、透明细胞腺癌、印戒细胞癌、腺鳞癌、未分化癌和神经内分泌肿瘤等。

2. 临床表现

（1）症状和体征：因肿瘤部位及大小不同，临床表现不尽相同。患者多可出现黄疸，黄疸随时间延长而逐渐加深、大便色浅、灰白，尿色深黄，皮肤瘙痒，常伴有倦怠、乏力、体重减轻等全身表现。右上腹痛、畏寒和发热提示伴有胆

管炎。

（2）实验室检查：胆道梗阻时，肝功能检查提示胆红素、碱性磷酸酶和谷氨酰转肽酶升高。转氨酶可升高，伴有胆管炎时会显著升高。长期胆道阻塞可以导致脂溶性维生素（A，D，E，K）减少，凝血酶原时间延长。随着疾病的进展，白蛋白、血红蛋白和乳酸脱氢酶水平可随之下降。血清肿瘤标志物：胆管癌无特异性的肿瘤标志物，仅 CA_{19-9}、CA_{125}、CEA 有一定的价值。

（3）影像学检查。

①超声是诊断肝外胆管癌的首选方法。超声的优势在于能可靠地鉴别肿块与结石，并可根据肝内外胆管是否扩张初步确定梗阻的部位，还可显示胆管内及胆管周围的病变，评价门静脉受侵程度。

② CT 能较准确地显示胆管扩张和梗阻部位、范围，对确定病变的性质准确性较高。

③ MRI 是诊断肝外胆管癌的最佳方法，能显示肝和胆管的解剖和肿瘤范围，是否有肝转移。MRCP 可较好地显示胆道分支，可反映胆管的受累范围，对判断胆道梗阻有较高的敏感性（80%～95%）。

④ ERCP 和 PTC：对肝外胆管癌的诊断各有其优点。通常，ERCP 适用于了解梗阻部位远端的胆道情况，而 PTC 则适用于了解梗阻部位近端的胆道情况，必要时二者结合应用有利于了解全部胆道的病变情况。

3. 超声声像图

（1）直接声像。

①扩张的肝外胆管远端有不均匀的中等强度回声团块，呈乳头状或团块状，肿块边缘不整齐，形态不规则，肿块以中等或低回声多见，与胆管壁无分界。

②扩张的肝外胆管远端突然截断或细窄闭塞，但是看不到团块，狭窄或闭塞处呈"V"字形，肿块沿着胆管壁浸润生长，与周围组织分界不清。

（2）间接声像。

①病灶近端肝内外胆管明显扩张。

②肝弥漫性增大。

③肝门淋巴结肿大或肝内转移。

（3）彩色多普勒：肝外胆管癌为少血供组织，肿瘤内纤维成分较多，彩色多普勒难以显示其血流。

4. 鉴别诊断

本病应注意与其他病因引起的肝外阻塞性黄疸相鉴别，特别是胰头癌及胆管结石。

（1）胰头癌：胰头部显示软组织肿大、胰头肿块、胰管扩张，多数为胰头癌；胆管扩张，而胰管不扩张时，多数为胆管癌。如癌肿向远端浸润到胰头和壶腹部则超声很难鉴别，采用 ERCP 检查有助于诊断。

（2）肝外胆管结石：倘若胆管结石没有声影，嵌顿后不随体位移动，则很难与乳头型肝外胆管癌鉴别。应结合临床症状及其他检查明确。

（三）胆管扩张症

胆管扩张症，又称胆管囊肿，是临床较少见的一种原发性胆管病变，可由婴幼儿时期先天性胆管扩张延续而来，也可在成年期发病，主要表现为肝内、外胆管单发或多发性局部扩张。因胆管结石、狭窄或肿瘤导致胆道梗阻形成的继发性胆管扩张，不属于此病范畴。胆管扩张症病因复杂，目前主要有遗传学因素、胰胆管合流异常胃肠道神经内分泌、胆管上皮异常增殖及其他因素（如病毒感染、妊娠、胆管炎症等）。

1. 临床分型

胆管扩张症的分型方法较多，目前国际上较为常用的是 Todani 分型。

Ⅰ 型为胆总管扩张（最常见，占 70%～90%），分为 3 个亚型：Ⅰa 型，胆总管囊状扩张；Ⅰb 型，胆总管局限性扩张；Ⅰc 型，肝外胆管弥漫性梭状扩张。

Ⅱ 型为胆总管憩室样扩张（占 2%～5%）。

Ⅲ 型为胆总管十二指肠壁内段扩张（占 4%），又称为胆总管末端囊肿。

Ⅳ 型为胆管多发性扩张（占 10%～20%），分为 2 个亚型：Ⅳa 型，肝内外胆管多发性囊状扩张；Ⅳb 型，仅肝外胆管多发性囊状扩张。

Ⅴ 型为肝内胆管单发或多发性囊状扩张，即 Caroli 病（占 1%）。

2. 临床表现

（1）症状和体征：腹痛、腹上区包块和黄疸为胆道扩张症的三大主要临床表现，但三者同时出现的情况较少见（发生率为 20%～30%）。不同年龄段的患者临床表现差异明显。婴幼儿及儿童患者主要临床表现为明显的腹部包块和梗阻性黄疸，成人患者则主要表现为腹痛。

（2）实验室检查：可有高胆红素血症的表现，以直接胆红素增高为主。合并囊肿内感染者可见血常规增高等炎症改变。常有出凝血时间的延长。部分患儿可发现血、尿胰淀粉酶增高。

（3）影像学检查。

①超声是筛查胆道扩张症最常用的方法。

②CT 能很好地显示病变胆管大小、形态和范围，并能显示其与周围结构的关系、是否存在并发症，但其胆管显示效果差于 MRCP 检查。

③MRCP 具有无创、灵敏度和特异度高等优势，可清楚地立体显示胆管树全貌和胰胆合流部异常，是目前诊断胆道扩张症的最有价值的方法。

④胆道造影：术中行胆道造影联合胆道镜检查、肝内胆管及胆总管远端探查，可提高诊断准确率，有效减少术后并发症。

⑤胆道镜：术中胆道镜检查，观察胰胆合流共同管、胰管及肝内胆管，可直接了解胰胆管系统有无解剖变异、结石和狭窄，有助于更加安全、准确地切除病变胆管，同时清除胆道结石。

3. 超声声像图

超声根据扩张的胆管将其分为两种类型。

（1）肝外胆管囊状扩张症。

①肝外胆管呈球形无回声区，壁薄，后方回声增强。

②囊肿与近端肝管相连，胆囊受推前移。

③肝内胆管正常或轻度扩张。

④囊肿的大小和张力常有变化。

⑤囊肿内可有结石。

（2）肝内胆管囊状扩张症。

①囊肿沿左、右肝管分布，并与肝管相通。

②肝内出现多个圆形、梭形液性暗区，也可表现为节段性或较均匀性扩张。

③囊壁呈边界清晰的高回声线。

④有时合并肝外胆管囊状扩张。

4. 鉴别诊断

Carali 病须与肝囊肿、多囊肝鉴别，见表 3-8。

表 3-8 Caroli 病与多囊肝、肝囊肿的超声鉴别诊断

鉴别点	Caroli 病	多囊肝	肝囊肿
肝脏形态	肿大	全肝普遍增大，肝包膜凹凸不平	肝囊肿较大者伴有肝大
形态与回声	囊状或柱状无回声	圆形或椭圆形无回声	圆形或卵圆形无回声
囊壁回声	呈强回声而清晰，但不规则，欠光滑	肝实质内多量微小囊肿回声，边缘整齐，后方回声增强，囊肿与囊肿之间互不沟通	囊壁菲薄，均一的高回声，后方回声增强，侧壁有浅淡的侧方声影
胆管	本病为节段性肝内胆管囊状扩张，扩张的胆管互相交通	肝内管道结构清楚，易辨认，互不相通	在任何切面上，其形态均为圆形或卵圆形
并发症	最终可导致胆汁性肝硬化	合并多囊肾、多囊肝	囊肿破裂可引起腹膜炎

（四）原发性硬化性胆管炎

原发性硬化性胆管炎是一种以特发性肝内外胆管炎症和纤维化导致多灶性胆管狭窄为特征、慢性胆汁淤积病变为主要临床表现的自身免疫性肝病。发病隐匿，患者早期常无典型症状，病情进行性加重可导致反复胆道梗阻和胆管炎症，最终可发展为肝硬化和肝衰竭，故早期的诊断及处理对于患者的预后有重要的意义。

1. 发病机制

发病机制至今仍不清晰，由于原发性硬化性胆管炎与炎症性肠病具有较强的关联，自身免疫可能发挥一定的作用，其他被认可的可能病因是编码囊性纤维化跨膜受体基因发生突变及反复发生的细菌感染。目前，对于原发性硬化性胆管炎发病机制最合理的解释为发生基因突变的个体在外界环境的作用下，通过免疫学机制产生特定的表型而导致疾病发生。

2. 临床表现

（1）症状和体征：多数患者就诊时无症状，仅仅发现肝功能持续异常。当出现症状时，常表现为乏力，突发的瘙痒提示胆管系统有阻塞的可能，疾病进展期还可出现黄疸或消化道出血等表现。许多原发性硬化性胆管炎患者合并有炎症性

肠病，因此结肠出血既可能是由门静脉高压所致的曲张静脉破裂，也可能是来源于炎症性肠病。疾病晚期还可出现腹腔积液、昏迷及黄疸等。有一部分患者还可因发生胆管炎而出现发热和慢性右上腹不适。

（2）实验室检查：甲胎蛋白和谷氨酰转移酶显著升高，转氨酶只是中度升高。血清 IgM 升高，但不常出现高球蛋白血症。部分患者血 IgG$_4$ 水平升高。

（3）影像学检查：胆管成像是最重要的初始诊断步骤。通过超声、CT 或 MRI 进行横切面成像可明确肝功能检测，提示持续性胆汁淤积患者是否有胆管梗阻。如上述检查未能明确诊断，可通过 ERCP 进行胆管造影。近 10 年来，MRCP 已迅速取代 ERCP 成为可疑原发性硬化性胆管炎最佳的诊断方法。

3. 超声声像图

（1）受累的肝外胆道管腔狭窄，近端可稍扩张，也可呈弥漫性狭窄。

（2）胆管壁回声增强，管壁明显增粗。

（3）胆囊纤维化增厚，似团块状实体结构。

（4）一般不伴结石或肿瘤。

（5）肝大，肝内回声光点弥漫性增多。

4. 鉴别诊断

此病早期与病毒性肝炎易相混淆，后期易与肝外阻塞性黄疸相混淆，超声检查可有助鉴别。

（五）胆道蛔虫病

胆道蛔虫病是肠道蛔虫经 Vater 壶腹钻入胆道所致，多见于 6 ～ 8 岁学龄儿童。

1. 病理

蛔虫成虫长 20 ～ 30cm，直径多不超过 0.6cm，在肠道寄生可为 1 ～ 100 条。蛔虫进入胆道后，引起括约肌强烈痉挛收缩，出现胆绞痛。进入胆道的蛔虫大多数死在胆道内，其尸体碎片、角皮、虫卵成为以后结石的核心。蛔虫钻入胆道所引起的胆管阻塞是不完全的，故甚少发生黄疸，主要是蛔虫带入的细菌易导致胆管炎症，且可引起急性重症胆管炎、肝脓肿、膈下脓肿、胆汁性腹膜炎、急性胰腺炎、胆道出血、中毒性休克，甚至死亡。

2. 临床表现

（1）症状和体征。

①腹痛：突发剑突下钻顶样剧烈绞痛，疼痛持续时间不等，疼痛过后可如常人。

②恶心、呕吐：呕吐物多为胃内容物，可含胆汁，也有可能吐出蛔虫。

③寒战、发热：患者的体温多正常，当合并感染时，患者可出现畏寒、发热。

④黄疸：胆道蛔虫不易形成完全性胆道梗阻，故甚少发生黄疸。若蛔虫的数量多，或引起胆管炎时，可引起胆道梗阻，出现黄疸。

（2）实验室检查：患者白细胞计数可轻度增加，嗜酸性粒细胞数增加，胃十二指肠液和粪便镜检可发现虫卵。

（3）影像学检查。

①超声：首选影像学检查方法，准确率可达95%。

②胆道造影：蛔虫的发现率约为50%。

③ERCP：可获得清晰的影像，协助诊断。

3. 超声声像图

（1）肝外胆管有不同程度的扩张，以胆总管扩张较为明显。

（2）胆管内出现两条平行的回声光带，其中间为条状无回声区（为蛔虫的假体腔）。

（3）实时显像如观察到蛔虫的蠕动，为特异性表现。

（4）胆囊内蛔虫则在胆囊腔内显示双线状平行光带，多呈弧形或蜷曲状。

第三节　胃肠道的超声诊断

一、胃癌

胃癌居消化道恶性肿瘤的首位，多发生于 40 ～ 60 岁，发病率随年龄的增长而上升，男女发病率为 2 ：1。

（一）病理

胃癌最常见于胃幽门窦，其他依次为胃小弯、贲门区、胃底及胃体，病理组织分类主要以腺癌和黏液癌最多见。

1. 早期胃癌

早期胃癌是指癌组织浸润仅限于黏膜层和黏膜下层，有或无淋巴结转移，分为 3 种类型，即隆起型、表浅型和凹陷型。

（1）隆起型：肿瘤从黏膜面明显隆起或呈息肉状，此型较少。

（2）表浅型：肿瘤呈扁平状，稍隆起于黏膜表面。

（3）凹陷型：又称溃疡周边癌性糜烂，系溃疡周边黏膜的早期癌，此型最多见。

2. 中晚期胃癌

中晚期胃癌是指癌组织浸润超过黏膜下层或浸润胃壁全层的胃癌。按照 Borrmann 分型中晚期胃癌分为：

（1）息肉型：又称结节蕈伞型，癌组织向黏膜表面生长，呈息肉状或蕈伞状，突入胃腔内。

（2）溃疡型：癌组织坏死脱落形成溃疡，溃疡一般比较大，边界不清，多呈皿状；也可隆起如火山口状，边缘清楚，底部凹凸不平。

（3）浸润溃疡型：肿物表面有溃疡，边缘部分隆起，部分被浸润，边界不清。

（4）弥漫浸润型（革囊胃）：癌组织向黏膜下扩展，侵及各层，范围较广，胃壁厚而硬。

（二）临床表现

早期胃癌可无症状和体征，病情进展可出现疼痛及体重减轻，常有上消化道症状，如嗳气、反酸、呕吐、呕血和黑便等。中晚期胃癌最常见体征为中上腹有压痛，病情发展到一定的程度，在上腹部可触及包块，可引起腹腔积液、恶病质，脏器、淋巴结转移，左锁骨上窝淋巴结是容易转移的部位。

（三）超声声像图

1. 声像图表现

（1）早期胃癌：指癌组织仅限于黏膜层和黏膜下层，有或无淋巴结转移。早期胃癌无症状，经腹超声检查很难发现异常，常规超声不是首选的检查方法。

（2）中晚期胃癌：胃壁不规则增厚、胃壁僵硬、胃腔狭窄，胃壁结构、层次紊乱，厚度＞1cm，病变区胃黏膜高低不平，肿瘤回声多呈不均匀的弱回声，形成团块，横切面时形成"靶环"征，斜切则形成"假肾"征，即病灶明显增厚呈低回声在周边，胃内较少的气体高回声在中间，外形似肾回声，但无肾结构，且高回声有动态变化，此为较大的晚期癌的常见表现。病变区胃壁僵硬、蠕动减缓，幅度减低或消失，如幽门部肿物可导致排空减慢，出现胃潴留。在部分较大肿瘤实质内有不规则血流信号。

2. 超声分型

胃癌的超声分型可分为以下 4 种。

（1）肿块型：此类最为常见，肿瘤向腔内生长，呈"菜花状"或"蕈伞状"，肿瘤部分胃壁显著增厚，无明显的溃疡凹陷。

（2）溃疡型：在增厚胃壁表面出现不规则凹陷区，底部多不光滑，边缘隆起不规则，溃疡深大而厚度不均匀，基底宽，整个病变呈"火山口状"外观。

（3）浸润溃疡型：有明显的"火山口"征，在溃疡周围有范围较大的不规则增厚的胃壁。

（4）弥漫浸润型：病变范围广，侵及胃大部或全胃，胃壁弥漫性不规则增厚、隆起，胃壁五层结构消失，胃腔狭窄，壁僵硬，蠕动消失，即"皮革胃"。黏膜面不规则破溃或糜烂，胃第三条强回声紊乱、增厚，回声减低不均匀，重者长轴切面呈"线状"胃腔，短轴切面呈"假肾"征（图 3-7）。

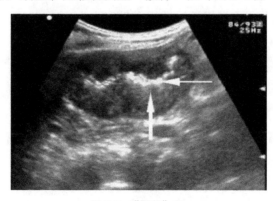

图 3-7　"假肾"征

注：粗箭头—胃壁明显增厚；细箭头—胃腔狭窄。

3.胃癌转移的声像图表现

（1）直接蔓延邻近脏器：幽门、贲门癌可蔓延至十二指肠食管下端；大小弯、后壁的癌灶可向外侵及大小网膜、横结肠、肝脾；后壁胃癌可累及胰腺。

（2）淋巴转移：是最常见的转移途径，小弯侧及幽门下转移最多见，以腹主动脉或下腔静脉旁、肝门、脾门及胰腺周围多见。

（3）血行转移：最常见的是肝转移，晚期胃癌全肝广泛转移，典型表现为"牛眼"征或"靶环"征。其次可转移至肺、骨、脑、肾、甲状腺、卵巢等。

（4）种植转移：肿瘤细胞脱落可转移至大网膜、盆腔、直肠、卵巢等，如转移至卵巢，则称 Krukenberg 瘤，常合并腹腔积液。

4.胃癌分期

（1）早期：病变累及黏膜下层，为 A 期。

（2）中期：病变累及肌层为 B 期或 B_1 期；累及浆膜层为 B_2 期；如有淋巴结肿大（ > 1.5cm），则为 C_1 期。

（3）晚期：如全层累及并有淋巴结肿大为 C_2 期；侵犯全层伴转移为 D 期。

（四）鉴别诊断

1.良性胃溃疡

良性胃溃疡胃壁水肿增厚向胃腔内突出，呈肿瘤样表现时，应与进展期胃癌伴发溃疡相鉴别，胃溃疡的周围胃壁厚度一般 < 5mm，层次结构清晰，尽管良性胃溃疡胃壁厚度、溃疡深度、胃壁柔韧度等方面与恶性溃疡不同，但它们的鉴别仍是困难的，仍须结合胃镜活检进行判断。

2.胃平滑肌肿瘤

胃平滑肌瘤多在胃壁第 4 层看到有弱回声肿瘤，肿瘤内部可观察到呈不规则散在的囊泡状低回声区，边缘多不平整，较巨大。

3.胃恶性淋巴瘤

胃恶性淋巴瘤的回声一般较低，有时近似无回声，以胃壁第 3 层肥厚为中心，如侵及黏膜层有第 2 层增厚，伴有溃疡形成时，则有第 1 层高回声层断裂，与胃癌鉴别较困难，仍须结合活检病理检查判断。

二、胃平滑肌肉瘤

胃平滑肌肉瘤是起源于胃壁平滑肌的恶性肿瘤，约占胃肉瘤的 20%，多见于年轻人，肿瘤较大。

（一）病理

胃平滑肌肉瘤原发性肿瘤较少见，大部分由良性平滑肌瘤恶变形成，多起源于胃壁的第 4 层，膨胀性生长，呈球形或半球形，也可为分叶状或结节状，单发或多发，瘤体质地坚韧，多较大，血供丰富，肿瘤的病理组织学变化为溃疡形成。平滑肌肉瘤容易发生出血、坏死，继而出现液化，并在黏膜表面形成溃疡导致消化道出血。大体形态可分 3 型。

（1）胃内型：位于黏膜下。

（2）胃外型：位于浆膜下。

（3）哑铃型：位于浆膜下。

胃平滑肌肉瘤以血行转移为主，转移至肝脏最多见，其次为肺。

（二）临床表现

常见临床症状有上腹痛或不适、呕吐、上消化道出血、贫血等，瘤体较大时可触及腹部肿块。

（三）超声声像图

（1）肿块较大，一般为 7 ～ 10cm，形态不规则或分叶状，在胃壁第 4 层呈现弱回声肿块。

（2）肿块边缘回声高且不整齐，与正常胃壁结构分界清楚。

（3）肿瘤内出血、坏死、液化，有不规则无回声区，若液化与溃疡贯通，可生成假腔。

（4）可出现周围淋巴结的转移及肝转移，肝转移多见，表现为肝内圆形低回声团块，中心可出现液化坏死。

（四）鉴别诊断

本病主要应与良性平滑肌瘤相鉴别。肿瘤大，内部回声不均匀，有液化时应进行活检明确诊断。

三、胃恶性淋巴瘤

胃恶性淋巴瘤是源于胃黏膜下淋巴组织的恶性肿瘤，占消化道原发性淋巴瘤的 1/3，占胃恶性肿瘤的 3%～5%。中老年男性多见，高度恶性淋巴瘤出现在 20 岁以前。

（一）病理

胃恶性淋巴瘤分为非霍奇金恶性淋巴瘤及霍奇金恶性淋巴瘤。病变起源于黏膜下层或黏膜固有肌层的淋巴组织，常见于胃体部小弯侧和胃的后壁，并逐渐向周围蔓延，侵及胃壁全层，可形成溃疡。病灶常为多发，大小不等，一般 4～5cm，大者 10～20cm，病理形态学大体可分为 4 种类型，即肿块型、溃疡型、浸润型、结节型，临床以混合型多见。

（二）临床表现

临床表现常有上腹痛、体重减轻、呕血和黑便，约 90% 的患者有腹痛症状，30% 病例上腹部可扪及肿块。

（三）超声声像图

（1）胃壁第 3 层肥厚，表现为黏膜下肿瘤，大部分瘤体表面可见拱桥样黏膜皱襞。

（2）胃的分层结构消失，胃壁弥漫性不均匀增厚，有弱回声或近似无回声瘤体，透声好，后方回声略增强，适当调节仪器增益条件可见肿物内部呈多结节或网格结构。

（3）尽管胃壁明显增厚，但胃腔狭窄并不明显。

（4）肿瘤可侵及胃黏膜层，并形成溃疡，基底宽呈息肉状或菜花状。

（5）CDFI 示较大的低回声团块内有少许点状血流。

（6）病变周围可见肿大淋巴结。

（四）鉴别诊断

胃恶性淋巴瘤和胃平滑肌肉瘤均为黏膜下肿瘤，两者声像图不易鉴别，须进行活检以明确诊断。

四、胃肠道间质瘤

胃肠道间质瘤是起源于胃肠道壁间叶组织的肿瘤，是一种潜在恶性倾向的侵袭性肿瘤。

（一）病理

胃肠道间质瘤大部分发生于胃，其次为小肠、食管及结、直肠。胃肠道间质瘤起源于胃壁的第4层，好发部位依次为胃体、胃窦、胃底部、贲门等。胃肠道间质瘤可分为良性胃肠道间质瘤和恶性胃肠道间质瘤。良性胃肠道间质瘤呈圆形或椭圆形，边界清晰，向胃腔内外突起，但不向周围胃壁及胃周组织浸润；恶性胃肠道间质瘤呈不规则或分叶状，肿瘤黏膜面可形成溃疡，直径＞5cm 多为恶性。

（二）临床表现

胃间质瘤病史较长，多发生于中老年女性，多数无明显症状，当肿瘤较大时会出现黑便、腹痛和腹部肿块。

（三）超声声像图

1. 良性胃肠道间质瘤

起源于肌层，圆形或椭圆形，形态规则，多单发，肿瘤与正常的胃壁的分界清楚，内部呈低回声，直径＜5cm，可出现液化坏死，内部血流丰富（图3-8）。

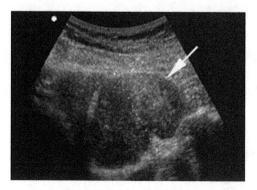

图 3-8　胃肠道间质瘤（胃壁低回声团块）

2.恶性胃肠道间质瘤

常单发，瘤体较大，直径常＞5cm，形态不规则或呈分叶状，包膜局部不完整，内部可出现液化及钙化，内部血流较丰富，与周围组织分界不清。可出现淋巴结及腹腔脏器转移，肝脏有转移病灶是恶性胃间质瘤的特征。

（四）鉴别诊断

1.淋巴瘤

淋巴瘤起源于黏膜下层，呈浸润性生长，瘤体回声偏低，近似为无回声。

2.胃癌

胃癌呈浸润性生长，胃壁层次结构破坏明显。

第四节　脾的超声诊断

脾为实质性脏器，是人体最大的淋巴器官和储血器官，在机体免疫功能方面起着十分重要的作用。早在 20 世纪 60 年代初就开展了 B 型超声对脾显像的研究，肯定了脾超声检查的应用价值，尤其在脾大小的测量、脾外伤的诊断，以及脾良、恶性肿瘤的鉴别诊断方面。

一、弥漫性脾肿大

脾肿大多数是全身性疾病的局部表现，全身感染、血液病、网状内皮细胞病及肝病均可引起脾急性肿大或慢性肿大，脾肿大的程度可反映上述病变的病情严重程度。

（一）病理

弥漫性脾肿大病因很多，常见病因如下。

1. 感染性疾病

可引起脾非特异性增大，急性和亚急性感染性疾病如急性病毒性肝炎、传染性单核细胞增多症、亚急性细菌性心内膜炎、伤寒、巨细胞病毒感染等。感染急性期可引起脾轻度增大，感染得到控制或消除后，脾可恢复至正常大小。慢性感染性疾病如血吸虫病、慢性病毒性肝炎、疟疾等，因长期炎症细胞浸润促进了网状纤维增生，脾肿大的程度常与病程有关，肿大的脾在疾病控制后也较难恢复。

2. 淤血性疾病

肝硬化继发门静脉高压、门静脉血栓形成、Budd-Chiari综合征、脾静脉阻塞综合征和慢性心力衰竭等均可引起脾大。

3. 血液系统疾病

骨髓增生性疾病、粒细胞性白血病患者的脾100%增大，慢性淋巴细胞型与单核细胞型白血病患者脾肿大的程度较轻。血小板减少性紫癜、先天性溶血性贫血有不同程度的脾肿大。

4. 自身免疫性疾病

自身免疫性疾病如系统性红斑狼疮、类风湿性关节炎、结节性动脉周围炎等。

5. 先天性代谢性疾病

先天性代谢性疾病如戈谢病、糖原沉着病等。

（二）临床表现

轻度脾肿大时，患者多无明显临床症状。重度脾肿大时，由于肿大的脾压迫周围器官，患者可有左季肋部胀痛不适、食欲减退、腹胀等症状。

（三）超声声像图

1. 灰阶声像图

（1）诊断标准具有以下条件之一者，可以诊断脾肿大。

①成年男女脾厚径分别超过 4cm 和 3.8cm，同时脾下缘超过肋缘线。

②成年男女脾长径超过 12cm。

③婴幼儿和儿童脾长径超过正常相同年龄组上限值，或脾 / 左肾长径比值＞1.25。

脾包膜及内部回声超声特点可因病因不同而异。淤血性脾肿大包膜有饱胀感，内部回声均匀减低；感染性脾肿大如肝硬化、特发性门静脉高压症及血吸虫病等脾包膜增厚，回声增强，内满布点状强回声，呈满天星样改变。

（2）脾肿大分型。

①轻度脾肿大：脾形态轮廓无明显改变，超声各径线测值稍大于正常标准，仰卧位平静呼吸时不超过肋缘线，深吸气时可达肋缘下 2～3cm。

②中度脾肿大：脾失去正常形态及轮廓，超声各径线测值明显大于正常标准，仰卧位平静呼吸时肋缘下可探到脾下缘，深吸气时超过 3cm，但未超过脐水平，也未对邻近器官产生压迫移位。

③重度脾肿大：脾体积显著增大，形态失常，前缘可超过左锁骨中线，甚至达腹正中线，下缘可超过脐水平，甚至达盆腔；左侧腹部邻近脏器受压移位、变形或伴有横隔明显抬高。

2. 多普勒声像图

脾内彩色血流信号普遍增多，脾门处可见迂曲扩张的脾静脉呈海绵样结构或静脉瘤形成，脾动脉峰值流速增高。

3. 超声造影声像图

注射造影剂后，表现为整体增强，较正常脾轻度延迟，强度较正常脾略低，早期的不均匀增强表现显著。

（四）鉴别诊断

超声检查可明确脾有无肿大及肿大的程度，并可监测肿大程度的变化，还有助于与左上腹其他肿物的鉴别。需要指出的是，正常人脾大小差异较大，超声诊断

"轻度脾肿大"的临床意义需要诊断医师结合全面的临床资料进行评估。根据调查，身体强健的职业运动员超声检查常有脾肿大。对于脾肿大的病因诊断，超声检查特异性较差，但根据脾大的某些声像图特征，对病因诊断有一定的提示意义。

二、脾破裂

在腹部钝挫伤中，脾是最容易受伤的实质性脏器之一，约占腹腔脏器外伤的30％，交通事故、坠落伤、战伤等均可引起脾损伤。脾破裂需要及时诊断和抢救，危急患者短时间内可因失血过多而危及生命。

（一）病理

脾破裂可以分为如下 3 种类型。

1. 中央型破裂

中央型破裂为脾实质内部破裂，可引起实质挫伤和实质内血肿。

2. 包膜下破裂

包膜下破裂为脾包膜下实质出血，包膜完整，血液积聚在包膜下形成张力性血肿，可因包膜破裂形成迟发型真性脾破裂，小的血肿可被吸收形成囊肿或纤维化。

3. 真性脾破裂

真性脾破裂为脾包膜和实质同时破裂，引起不同程度的出血，可以表现为脾周围血肿，严重时可以出现粉碎性破裂。

（二）临床表现

脾破裂通常有明确的外伤史，自发性破裂较少见，其临床表现与破裂的部位、损伤的类型及失血的程度有关。中央型破裂和包膜下破裂时，患者可有左季肋部疼痛、呼吸体位受限等症状，损伤严重时出现脾真性破裂，患者除局部绞痛、腹膜刺激征外，由于腹腔大出血，还可能出现失血性休克症状。

（三）超声声像图

1. 灰阶声像图

（1）中央型破裂（又称脾实质挫裂伤）：脾实质内新鲜出血或血肿，表现为脾实质局部回声紊乱，片状回声增强区或强弱不均区，边界不清晰，形态不规则。新鲜出血可以发展成局限性血肿，表现为一处或多处局限性无回声区或低回声区，形态不规则，大小不一。随着血肿的吸收，回声可增强，最后形成不规则的高回声条索或不留痕迹。

（2）包膜下破裂：多引起脾包膜下血肿，表现为该处包膜隆起，呈弧形凸起，脾实质受压移位，包膜下方梭形或不规则形无回声区或低回声区，其内可有凝血块和血细胞沉渣，表现为低回声团块和沉淀物。陈旧性血肿可发生机化，表现为不规则条索状分隔呈多房性结构，常合并脾实质挫裂伤而有相应表现。预后可完全吸收不留痕迹。

（3）真性脾破裂。

①常可见脾包膜连续性中断，局部回声模糊，脾实质出现裂口与裂隙，严重者大部分断裂，脾形态失常。少数脾上极破裂因位置较隐蔽，超声扫查困难，显示不出脾包膜撕裂的直接征象。

②脾周围积液征象：为真性脾破裂的重要间接征象，主要表现为脾周围低回声或无回声区，为脾周围血肿表现。

③腹腔游离积液征象：少量出血时，可仅在左上腹和脾周出现无回声或低回声区，同时可在膀胱直肠陷窝或子宫直肠陷窝出现无回声或低回声区；大量出血时，无回声区可遍及全腹。急性脾破裂应注意动态观察出血量的变化，若在短时间内出血量明显增多，应提示活动性出血的存在。

2. 多普勒声像图

彩色多普勒超声显示脾实质挫伤和血肿内常无血流信号。

3. 超声造影声像图

注入造影剂后，脾破裂区域表现为边界清晰的轻度增强或不增强区。真性脾破裂伴活动性出血时，可见造影剂自破裂口向外呈"涌泉状"或"喷射状"移动。超声造影能清晰显示脾损伤的部位、大小和范围，从而明确脾损伤类型，有助于提高脾外伤的检出率和准确率。

（四）鉴别诊断

脾破裂的超声表现多种多样，有时难以与脾肿瘤、脾脓肿和脾梗死等脾局灶性病变鉴别，需要结合有无外伤病史和其他临床资料加以鉴别。

三、脾囊肿

脾囊肿是脾内的囊性病变，可分为非寄生虫性囊肿和寄生虫性囊肿。非寄生虫性囊肿又可分为真性囊肿和假性囊肿，真性囊肿较少见，75%为假性囊肿。寄生虫性囊肿主要为棘球蚴囊肿，脾棘球蚴囊肿比较少见，仅占腹部棘球蚴病患者的 2.5%，而且多与肝棘球蚴病或其他脏器棘球蚴囊肿伴发。

（一）病理

真性囊肿一般为单发，壁薄，囊壁有分泌细胞，囊内含浆液，偶尔发生囊内出血，囊肿周围出现厚壁纤维组织。表皮样囊肿有纤维性厚壁，囊内壁光滑，有小梁，囊内为红色或棕色黏稠液体，含胆固醇结晶。假性囊肿较多见，多由脾梗死、脾外伤发展而来，囊壁为致密结缔组织，无内衬的分泌细胞，囊内容物为浆液性或血性液体。脾棘球蚴囊肿为棘球蚴虫而引起，大多为单发，囊壁分为两层，内囊由角质层和生发层组成，外囊壁较厚，由周围被挤压的脾组织和纤维结缔组织构成，囊内多为清亮液体，囊壁可出现钙化。

（二）临床表现

单纯性脾囊肿体积较小时，患者多无临床症状；体积较大时，可有左季肋部胀痛不适感。假性脾囊肿常有外伤史和左季肋部胀痛不适。表皮样囊肿和棘球蚴囊肿多表现为左上腹包块。

（三）超声声像图

1.灰阶声像图

（1）单纯性囊肿：脾实质内圆形或椭圆形无回声区，囊壁菲薄、清晰，囊内透声佳，囊肿后壁和后方回声增强。囊肿合并出血或感染时，囊壁可增厚，内部回声增多，可见分隔。脾外形一般无改变，有时仅见包膜局部隆起，脾囊肿体积较大时，脾可增大（图 3-9）。

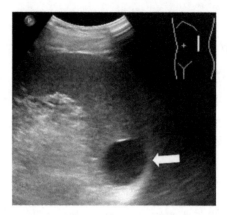

图 3-9　脾囊肿灰阶声像图

（2）表皮样囊肿：一般较大，常伴有脾体积增大和形态改变，脾内近似圆形无回声区，边界清晰，囊壁可伴有轻度不规则，囊内可有胆固醇结晶和脱落的内皮细胞碎屑，表现为无回声区内浮动的点状中强回声，后壁和后方回声增强。

（3）脾棘球蚴囊肿：脾内圆形或椭圆形无回声区，囊壁清晰较厚可见双边结构，厚约 0.1cm，具有特异性诊断价值，囊内声像可分为单房型和多房型，单房型表现为囊内透声差，多发散在点状高回声漂浮；多房型因囊内有子囊或孙囊形成囊中囊，表现为囊肿内部多条光带分隔，呈蜂窝样。

（4）假性囊肿：脾实质内或包膜下椭圆形、梭形或不规则形无回声区，囊壁稍厚，可发生囊壁钙化，表现为囊肿边缘斑块状强回声，后伴声影，囊肿内部多透声差，可有分隔和低回声等。

2.多普勒声像图

彩色多普勒超声显示囊肿内部无彩色血流信号，部分病例囊壁较厚，壁上可显示彩色血流信号。

3.超声造影声像图

注入造影剂后，囊肿内部无造影剂进入，呈无回声，部分病例囊壁较厚，壁上可见造影剂显示。

（四）鉴别诊断

需要与脾囊肿鉴别的疾病包括脾结核性脓肿、脾血管畸形、外生性左肾囊肿、靠近脾门的假性胰腺囊肿等。鉴别时仔细扫查囊肿与脾的关系，结合彩色多普勒超声和实验室检查。

四、脾梗死

脾梗死多由脾动脉分支栓塞引起，以往比较少见，近年来由于介入性诊断和治疗需要开展 X 线血管造影和选择性肝、脾动脉栓塞术，本病发生率明显升高。

（一）病理

脾梗死多见于风湿性瓣膜病、细菌性心内膜炎、慢性白血病等患者，可因左心内膜或心瓣膜血栓脱落引起，也可因白血病细胞浸润脾动脉导致内膜局限性纤维化增厚而引起。小的梗死灶多为楔形，底朝包膜，较大的梗死灶形态不规则。

（二）临床表现

轻度脾梗死临床上仅表现为低热和白细胞增多，上腹部不适。严重的脾梗死患者左季肋部突发性剧烈疼痛，向左肩部放射，梗死范围大或合并感染者，可伴有高热。

（三）超声声像图

1. 灰阶声像图

（1）脾肿大因脾梗死多见于淤血性脾肿大和慢性白血病等疾病。

（2）急性期脾梗死脾实质内低回声区，单发或多发，典型单发病灶呈楔形，底部较宽且朝向包膜，尖端指向脾门；多发病灶范围较广，内部可呈蜂窝状表现。组织缺血发生液化坏死时，病灶内可见无回声区或形成假性囊肿。

（3）陈旧性脾梗死脾体积可缩小，形态不规则，梗死灶可发生纤维化、瘢痕化或钙化，表现为高回声或强回声，后方可伴有声影。

2. 多普勒声像图

彩色多普勒超声显示梗死区内无彩色血流信号。

3. 超声造影声像图

注入造影剂后，梗死灶始终呈无增强，边界清晰。

（四）鉴别诊断

超声诊断时需要与脾脓肿和脾肿瘤等鉴别，检查时需采用多个切面扫查以获得典型的二维声像图，同时结合彩色多普勒超声和超声造影，还应结合临床病史进行诊断。

第五节　胰腺的超声诊断

胰腺是人体重要的消化腺，具有内分泌和外分泌功能。胰岛分泌胰岛素等多种内分泌激素，外分泌腺分泌含有淀粉酶、脂肪酶和胰蛋白酶原等消化酶的胰液，经胰管排入十二指肠参与消化过程。胰腺常见疾病有急性炎症、慢性炎症、胰腺囊性病变和胰腺肿瘤等，20世纪60年代末，二维超声应用于胰腺疾病的诊断，能显示胰腺实质的异常，发现胰腺肿物、胰管扩张和梗阻部位，对胰腺疾病的诊断发挥了重要作用。目前，在三大影像诊断中，超声因无创肝胆脾胰的超声诊断伤、简便迅速、可重复检查等优点，成为胰腺的首选影像诊断方法。

一、胰腺炎

（一）急性胰腺炎

急性胰腺炎是指由多种病因引起的胰酶激活，继以胰腺局部炎症反应为主要特征，病情较重者可发生全身炎症反应综合征，并可伴有器官功能障碍的疾病。临床上，大多数患者的病程呈自限性，20%～30%的患者临床经过凶险，总体病死率为5%～10%。

1. 病理

急性胰腺炎病理表现不一，随着病程进展，可出现水肿、出血、坏死和化脓等不同病理变化，根据病理变化可分为急性水肿型胰腺炎和急性出血性坏死型胰腺炎。两种类型是同一病变的不同阶段，前者可发展为后者，临床以前者最多见。水肿型病变程度较轻，多在病程早期出现，胰腺一部分或全部呈轻度肿胀、充血、水肿，质地较硬，大体标本可见多处暗红色斑点状出血。出血坏死型较少见，因血循环障碍，大体标本呈暗红色或紫黑色，部分或大部分胰腺组织发生缺血、坏死，并有不同程度的出血，严重时宛如腹膜后血肿，同时存在灰白色或灰黄色脂肪坏死灶，腹腔内常有一些混浊乳糜状积液。急性胰腺炎如继发感染可发展为胰腺及其周围脓肿、弥漫性腹膜炎或败血症，病程迁延可形成胰腺假性囊肿。

2. 临床表现

急性胰腺炎是腹部常见的急腹症之一，多发生于成年人，男、女发病率大致相等，80%以上患者有胆系病史、过量饮酒史或腹部外伤史。急性胰腺炎起病较急，最突出且最先出现的症状是急性腹痛，特点为持续性并逐渐加重；40%～50%患者有后背及腰部牵涉痛，消化道症状有恶心、呕吐、腹胀等，查体有上腹部压痛，腹肌紧张或腹肌强直；此外还可有发热、黄疸、麻痹性肠梗阻、腹腔积液、胸腔积液、电解质紊乱、皮下淤血斑及休克等。实验室检查有白细胞、中性粒细胞升高，血清、尿淀粉酶明显升高。

3. 超声声像图

（1）灰阶声像图。

①胰腺形态的变化有以下两种类型：A. 胰腺局限性增大、增厚，有时呈肿块样改变，多见于胰头和胰尾。B. 胰腺弥漫性肿大，以前后径增大为主，典型的急性胰腺炎呈弥漫性肿大。轻度肿大时胰腺形态变化不明显，以胰腺颈部增厚为主，重度肿大时可较正常形态增大 3～4 倍，失去正常形态。

②胰腺边缘的改变：正常胰腺与周围组织分界清楚，边缘光滑。胰腺局限性肿大时，边缘可呈波浪状或不规则状，弥漫性肿大时边缘较为光滑整齐。轻型炎症时，胰腺边缘整齐，形态规则；重型炎症时，胰腺边界模糊不清，形态不规则，与其周围组织分界不清，边缘不光滑。

③胰腺内部回声：急性炎症早期，由于充血水肿明显，胰腺内部回声减低，有时近似无回声，后方回声增强，随着病情进展，发生出血及坏死时，胰腺内部强弱不均，弥漫性散在分布极低回声区，内示不规则高回声光点、光斑，严重的可表现为不规则液性暗区。

④胰腺周围及其他部位间接征象：A. 胰腺周围：急性胰腺炎常在胰腺周围出

现液性暗区，为炎症渗出所致，是重要的胰腺炎间接征象，积液最常见于小网膜囊，也可见于肾前旁间隙、腹腔、盆腔甚至胸腔。B.胆道系统：约60%的急性胰腺炎由胆道结石引起，称为胆石性胰腺炎，患者胆囊或胆道内可显示单发或多发结石声像，合并结石梗阻时，可见胆道扩张。C.其他部位间接征象：并发胸腔积液、腹腔积液时可显示相应声像表现。

（2）多普勒声像图：因急性炎症的渗出和肠气干扰，胰腺内部血流信号显示困难，出血坏死区未示明确血流信号。

（二）慢性胰腺炎

慢性胰腺炎又称反复发作性胰腺炎，是各种病因引起胰腺组织和功能不可逆改变的慢性炎症性疾病，发病率有逐年增高的趋势。慢性胰腺炎致病因素较多，酗酒是主要因素，其他病因包括胆道疾病、高脂血症、高钙血症、自身免疫性疾病、胰腺先天性异常及胰腺外伤或手术、急性胰腺炎导致胰管狭窄等。

1.病理

慢性胰腺炎的基本病理改变是反复发生或持续进行性的炎症导致胰腺实质发生广泛的纤维化及钙化，可有假性囊肿、胰管扩张、胰管钙化或结石形成。

2.临床表现

慢性胰腺炎多见于中年男子，常有嗜酒史或胆道系统疾病史，其临床表现取决于胰腺病理变化的类型和程度。腹痛是最常见的症状，75%～90%的患者有反复发作的上腹部疼痛，饮酒和饱餐可以诱发，其腹痛有体位性特点，患者喜欢坐位或前倾俯坐，疼痛可以缓解。炎症反复发作导致继发性胰腺机能不全，可出现吸收不良综合征和糖尿病的临床表现，常见临床症状有体重减轻及腹泻，慢性胰腺炎的典型腹泻为脂肪泻。如形成胰腺假性囊肿，可压迫胆总管引起不同程度的黄疸。

3.超声声像图

（1）灰阶声像图。

①胰腺大小：病程早期或急性发作期，大部分胰腺有不同程度的肿大，50%的病例可以正常，少数病例至病程后期腺体内纤维化可缩小。另外，还可以表现为局限性肿大，即局限性胰腺炎（又称假瘤性胰腺炎）。

②胰腺形态和边缘：慢性胰腺炎的重要超声表现为形态僵硬不规则，边缘不

光整，与周围组织分界不清，可有局限性的外突。

③胰腺内部回声：A. 大部分病例胰腺光点增粗，回声增强不均匀，部分可出现胰腺实质钙化，表现为斑点状强回声，后方伴有声影。B. 局限性胰腺炎时，胰头部可显示局限性不均匀团块，容易与胰头癌混淆，应注意鉴别。C. 主胰管多表现为不规则扩张，粗细不均，典型地呈串珠样改变。钙化型慢性胰腺炎时，扩张胰管内可形成结石，表现为斑点状强回声，后方伴有声影，主胰管扩张伴结石对慢性胰腺炎有确诊价值。D. 胰腺假性囊肿可发生在胰腺实质内和胰腺周围，表现为无回声区，囊壁较厚而不规则，边界模糊，其内透声差，可见点状或絮状回声漂浮。

（2）多普勒声像图：胰腺内部多无明确血流信号，少数病例可见少许血流信号。

4. 鉴别诊断

（1）急性胰腺炎与胃穿孔：胃穿孔早期可引起化学性腹膜炎，胰腺周围边界模糊，与急性胰腺炎声像图表现很相似，但胰腺大小改变常不明显，结合 X 线检查及血、尿淀粉酶检查可相鉴别。

（2）局限性胰腺炎与胰腺癌：局限性胰腺炎肿块边界不清晰，无明显占位效应，后方回声多无变化，肿块内可见主胰管穿行，其尾侧的主胰管不扩张或稍扩张，肿块大小和内部回声可随病情变化而有所改变。胰腺癌肿块有占位效应，后方回声多有衰减，其内无穿行的主胰管，尾侧主胰管可扩张明显。

（3）慢性胰腺炎与弥漫性胰腺癌两者声像图非常相似，鉴别时应注意观察其内有无穿行的主胰管，同时结合临床病史及实验室检查，必要时可行穿刺活检。

二、胰腺囊肿

胰腺囊肿是由多种原因所致的胰腺囊性病变，可分为真性囊肿和假性囊肿。胰腺真性囊肿是指原发性或继发于胰腺组织本身的胰腺囊性肿块，较少见；假性囊肿多见，多在胰腺炎症之后发生。

（一）胰腺真性囊肿

1. 病理

胰腺真性囊肿一般体积较小，囊壁内层由腺管或腺泡上皮细胞组成，包括先天性囊肿、潴留性囊肿和寄生虫性囊肿。先天性囊肿因胰腺导管、腺泡发育异常所致，多见于小儿，与遗传因素有关。潴留性囊肿为较常见的真性囊肿，由胰腺炎症、胰管狭窄或阻塞引起胰液潴留而形成。寄生虫性囊肿主要为发生于胰腺的棘球蚴囊肿，由吞食细粒棘球绦虫卵引起，多发生于肝，偶见于胰腺。

2.临床表现

临床上胰腺真性囊肿较为少见，约占全部胰腺囊肿的10%，囊肿一般体积较小，多无明显的临床症状和体征，仅在尸体解剖或手术时偶然发现，少数患者可出现恶心呕吐及腹部不适伴腹胀、腹痛，查体发现腹部包块。

3.超声声像图

（1）先天性囊肿：胰腺实质内无回声区，圆形或椭圆形，单发或多发，壁薄而光滑，囊内透声好，可合并肝、肾、脾囊肿（图3-10）。

（2）潴留性囊肿：胰腺实质内无回声区，声像图特征与先天性囊肿类似，一般体积较小，可见囊肿与胰管相通。

（3）寄生虫性囊肿：多见于棘球蚴病，胰腺棘球蚴性囊肿囊壁较厚，囊内可见分隔，表现为囊中囊，囊壁上不规则点、片状强回声是其重要声像表现。

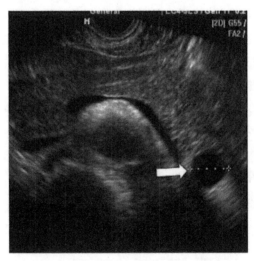

图 3-10　胰腺真性囊肿灰阶声像图

（二）胰腺假性囊肿

胰腺假性囊肿多为急、慢性胰腺炎的并发症，其次可为胰腺外伤或手术所致，一般体积较大，好发于胰腺腺体、尾部周围，自胰腺腺体表面向外延伸，仅有部分后壁与胰腺相连，囊壁的其余部分可能为腹后壁腹膜、胃后壁、肝胃韧带等。

1. 病理

胰腺假性囊肿的壁并非真正的壁，无上皮细胞内衬，因此称为假性囊肿，是由于局部胰腺组织破坏或胰管破裂导致胰液外漏，血液、胰液、渗出液及坏死组织积聚于小网膜内，刺激周围器官和腹膜，形成以肉芽和纤维组织构成的假膜为囊壁的囊肿。假性囊肿可为单个或多个大小不一、相互延续、囊壁厚薄不一的囊腔。

2. 临床表现

临床上胰腺假性囊肿较真性囊肿多见，约占胰腺囊肿的80%，常发生于中年男性患者。其主要症状为上腹部疼痛，可向左背部放射，并有食欲缺乏、饱胀感、黄疸等表现。如囊壁破裂，可出现腹腔积液及出血，囊液刺激膈肌可形成胸腔积液。查体可于上腹部偏左处触及囊性包块，不随呼吸而移动。

3. 超声声像图

（1）灰阶声像图。

①胰腺部位或上腹部无回声区，单发或多发，大小不等，类圆形或不规则形，后方回声增强，囊肿与胰腺相连或不相连。

②囊壁回声较强，多较厚，可厚薄不均，边缘不光整，边界模糊。

③囊肿呈单房或多房，囊腔内可有光带分隔。

④囊肿基本为无回声，因坏死或继发感染，囊内透生差，可见点、片状低回声漂浮，有时可呈分层现象，即囊肿上半部分为透生较好的无回声区，下半部分为不均匀性低回声区。

⑤囊肿较大时，可压迫周围组织器官，使其受压移位变形，还可与周围组织粘连。

（2）多普勒声像图囊肿内部未示明确血流信号。

4. 鉴别诊断

（1）胰腺假性囊肿与真性囊肿：典型的声像表现容易鉴别。

（2）胰腺假性囊肿应注意和周围脏器的囊性病变及积液鉴别：胰头部囊肿应与肝、肾囊肿及胆总管囊肿相鉴别。胰体部囊肿应与胃内积液、网膜囊积液、巨大胃平滑肌肉瘤囊性变鉴别。胰尾部囊肿应注意与脾囊肿及左肾重度积水鉴别。较大的胰腺假性囊肿须与腹膜后淋巴肉瘤及女性卵巢囊肿相鉴别。

（3）胰腺假性囊肿与胰腺囊腺瘤：少数胰腺囊腺瘤可表现为单房或分隔较少

的囊肿，与假性囊肿容易混淆，需要结合临床病史进行鉴别，假性囊肿多有胰腺炎或外伤史，囊腺瘤多无临床症状。

三、胰腺肿瘤

胰腺肿瘤较少见，依据起源可分为内分泌肿瘤和外分泌肿瘤，胰腺神经内分泌肿瘤原称为胰岛细胞瘤，约占原发性胰腺肿瘤的 3%。外分泌肿瘤主要包括胰腺囊腺瘤（癌）、胰腺癌等，其他肿瘤有壶腹癌、淋巴瘤、胰腺转移癌等。

（一）胰腺神经内分泌肿瘤

胰腺神经内分泌肿瘤是一类起源于肽能神经元和神经内分泌细胞的异质性肿瘤，发病率逐年升高，可达 0.32/10 万。依据激素的分泌状态和患者的临床表现，分为功能性和无功能性胰腺神经内分泌肿瘤。无功能性胰腺神经内分泌肿瘤占胰腺神经内分泌肿瘤的 75%～85%，功能性胰腺神经内分泌肿瘤约占 20%，大部分胰腺神经内分泌肿瘤散发和无功能性的，多因肿瘤局部压迫症状或体检时发现，部分因肝及其他部位的转移，进一步检查发现原发胰腺神经内分泌肿瘤病灶。功能性胰腺神经内分泌肿瘤常见有胰岛素瘤、胃泌素瘤、胰高血糖素瘤等。

1.胰岛素瘤

胰岛素瘤是临床上最常见的胰腺神经内分泌肿瘤，占胰腺肿瘤的 1%～2%，发病率无性别差异，可发生于任何年龄。

（1）病理：由胰岛内 β 细胞组成，分泌过多胰岛素而引起相应的临床症状。胰岛素瘤 90% 为良性，多为单发，一般比较小，直径多＜2cm，肿瘤多位于胰腺内。

（2）临床表现：临床上以反复发作的空腹低血糖为主要特点，表现为软弱无力、自汗、震颤、饥饿感、恶心呕吐等，重者可出现昏迷、抽搐、嗜睡等神经症状。

（3）超声声像图：肿瘤一般体积较小，直径为 1～2cm，多数为边界清晰、圆形低回声结节，内部回声均匀，少数可为高回声或强回声。彩色多普勒血流显示肿瘤周边及内部血流信号丰富。

2.无功能性胰腺神经内分泌肿瘤

（1）病理：占胰腺神经内分泌肿瘤的 15%～41%，约 50% 为恶性，肿瘤由组织学胰岛细胞组成，但无内分泌激素的功能。肿瘤多位于胰腺的体尾部，一般体积比较大，有完整的包膜，可发生出血、囊性变或钙化。

（2）临床表现：多无临床症状，起病隐匿，常因上腹部肿块被发现，或体检偶然发现，肿瘤生长较大时可压迫周围的组织引起相应的临床表现，常见症状为腹痛、腹部不适，部分患者可出现黄疸。

（3）超声声像图：肿瘤一般体积比较大，直径＜5cm 的肿瘤多为圆形低回声，内部回声多均匀，有包膜，边界清晰。较大的肿瘤可为类圆形、分叶状或不规则形，内部回声因病灶坏死液化或钙化呈混合回声。恶性胰腺神经内分泌肿瘤一般体积比较大，形态多不规则，可局部浸润胰腺周围组织或远处转移至肝、淋巴结等器官。彩色多普勒超声检查显示肿瘤内部血流信号丰富，坏死液化区无血流信号。

（4）鉴别诊断。

①胰岛素瘤与小的无功能性胰腺神经内分泌肿瘤：声像图表现较为相似，但胰岛素瘤有典型的临床症状，结合病史容易鉴别。

②胰腺实性假乳头状瘤与胰腺神经内分泌肿瘤：胰腺实性假乳头状瘤曾被称为胰腺实性和囊性肿瘤、乳头状囊性肿瘤、乳头状上皮肿瘤等，是一种少见的上皮性肿瘤，同时具有实性和乳头状两种组织学结构特点，一般认为是一种交界性、低度恶性的肿瘤。多见于 20～30 岁的年轻女性，多数患者无明显症状，少数患者可有中上腹部不适，隐痛，伴有恶心、呕吐等症状。肿瘤较小时多为实性，超声表现呈低回声，有包膜，边界清，内部血流信号较少，声像图类似较小的胰腺神经内分泌肿瘤，但胰岛素瘤因有典型的临床表现故较易鉴别。肿瘤较大时多为囊实性，超声表现为低回声病灶内伴有无回声区，或厚壁囊性包块，囊内可见分隔，病灶血流信号较少，声像图与较大的胰腺神经内分泌肿瘤相似，难以鉴别。

③胰腺癌：具体鉴别要点见胰腺癌章节（见 133 页）。

（二）胰腺囊腺瘤与囊腺癌

胰腺囊腺瘤与胰腺囊腺癌属于胰腺外分泌肿瘤，较为少见，占胰腺囊性病变的 10%～13%，包括浆液性囊腺肿瘤和黏液性囊腺肿瘤。浆液性囊腺瘤多为良性，黏液性囊腺瘤具有潜在恶变倾向，长期随访可发展为黏液性囊腺癌。

1.病理

胰腺囊腺肿瘤目前起源不明确，多数学者认为起源于胰腺大导管的上皮细胞。浆液性囊腺瘤由多数内含浆液微小囊组成或大小囊混杂，可有中央星形瘢痕，小囊内衬单层扁平上皮，不分泌黏液，肿瘤有完整的包膜，表面平滑，囊内不形成乳头，无恶变倾向。黏液性囊腺瘤由较大的单房和多房囊肿组成，囊壁厚薄不均，内衬高柱状上皮，分泌黏液，各囊之间为纤维结缔组织形成间隔，厚薄不一，内壁可见乳头状结节突起。黏液性囊腺癌较罕见，呈多囊腔，囊壁细胞呈柱状或乳头状生长，伸到腔内，甚至充满囊腔。

2.临床表现

本病多见于中老年女性，肿瘤生长缓慢，早期多无特殊临床症状，部分患者可有上腹痛、闷胀或腹部不适，轻重不一，随着病程的进展可逐渐加重，往往在餐后加重，服药无效。

3.超声声像图

（1）浆液性囊腺瘤：超声表现为多房囊性病灶，呈圆形，边缘光滑，边界清晰，内部可见大小不等的无回声区，呈蜂窝状，病灶内部和囊壁可见钙化。部分肿瘤内部囊肿微小，不易被超声分辨而呈类似实性肿块的高回声或低回声，肿瘤后方回声增强。

（2）黏液性囊腺瘤：呈类圆形或分叶状，边界较清晰，内部可见少许分隔，呈多房囊性病灶，囊腔多较大，少数可呈单房囊性病灶，肿块囊壁较厚，内壁欠光整，可见乳头状凸起，部分呈囊实性病灶，实性成分可探及彩色血流信号。

（3）黏液性囊腺癌：影像学检查很难与黏液性囊腺瘤鉴别，超声表现囊壁实性成分较多，边界模糊不清，与周围组织分界不清，彩色多普勒显示实性成分血流信号丰富，甚至可见周围淋巴结肿大或肝内转移病灶，应高度怀疑囊腺癌可能。

4.鉴别诊断

（1）胰腺癌：呈实性的胰腺囊腺癌须与胰腺癌鉴别。前者后方回声常增强，内部血流信号较丰富；后者后方回声多衰减，内部血流信号少。

（2）胰腺导管内乳头状黏液性肿瘤：曾被称为高分泌黏液癌、导管内乳头状瘤、导管高分泌黏液肿瘤和黏液性导管扩张症等，是一种比较少见的胰腺肿瘤，常见于老年男性，好发于胰头部。其病理特点为胰腺导管上皮肿瘤伴或不伴乳头状突起，可产生大量黏液，造成主胰管或分支胰管囊性扩张。超声检查的主要特点为胰管扩张明显，具体表现如下：

①呈多房囊性或以囊性为主的囊实性肿块。

②扩张胰管内伴低回声充填。

③胰腺整体呈多囊性改变。

与胰腺囊腺瘤鉴别的关键是囊腺瘤多见于中年女性，肿块胰管不相通，胰管有或无轻度扩张，而导管内乳头状黏液性肿瘤多见于老年男性，肿块内的囊腔均与胰管相通或病灶位于胰管内，胰管扩张明显。

（3）胰腺假性囊肿：主要与黏液性囊腺瘤鉴别，假性囊肿一囊壁无乳头状突起，常有胰腺炎和外伤病史。

（三）胰腺癌

原发性胰腺癌是胰腺最常见的恶性肿瘤，发生于胰腺外分泌腺。据2016年最新统计数据显示，在发达国家（美国）胰腺癌新发估计病例数列男性第11位，女性第9位，占恶性肿瘤死亡率的第4位。在我国，2015年胰腺癌占我国总体恶性肿瘤发病率和死亡率的第9位和第6位，在上海等经济发达地区，胰腺癌新发估计病例数列第7位，死亡率列第6位，并且呈快速上升趋势。

1. 病理

胰腺癌大多发生于胰腺导管上皮，称为胰腺导管腺癌，占80%～90%，少数来自腺泡上皮，称为腺泡细胞癌。胰腺癌发生部位以胰头部最多见，占70%～80%，其次为胰腺体、尾部，整个胰腺发病者仅占5%～6%。癌肿多向表面隆起，呈局限性实性肿块，与周围组织分界不清，少数呈多发性或弥漫性癌肿。胰腺癌阻塞胰管时，胰管远端管腔扩大，甚至呈囊状。胰腺癌的主要转移途径是直接浸润，胰头癌常浸润至胆总管、肝十二指肠韧带。胰体癌常浸润至小肠系膜根部、十二指肠横部，并累及肠系膜上动脉。胰尾癌可浸润至结肠、脾门或左肾。胰腺癌还可经淋巴转移，引起腹膜后、腹腔淋巴结肿大。

2. 临床表现

胰腺癌的发病年龄多在40～60岁，以男性多见，多数胰腺癌患者起病隐匿。早期症状不典型，可以表现为上腹部不适、隐痛、消化不良或腹泻，常易与其他消化系统疾病相混淆，可伴有不同程度、不同方式的上腹部或腰背部疼痛，有时以夜间为甚。病变可呈束带状分布，胰头部肿瘤多出现不明原因的梗阻性黄疸，进行性加重，多数患者可以出现不明原因的消瘦、体重减轻，往往在短期内体重较快地下降。

3.超声声像图

（1）灰阶声像图。

①直接征象：多数表现为胰腺内局限性肿块，可突出于胰腺表面。肿块较小时，多为低回声结节，圆形，内部回声均匀，无包膜，后方回声无明显变化；肿块较大时，多有分叶，呈不规则形，边界不清晰，后方回声衰减，内部回声不均匀，可有强回声钙化和无回声液化坏死区（图3-11）。弥漫性胰腺癌时，整个胰腺弥漫性增大，形态不规则，回声减低，均匀或不均匀。

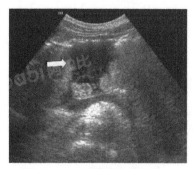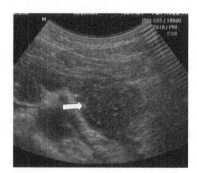

a.胰体癌   b.胰尾癌

图3-11 胰腺癌灰阶声像图

②间接征象：A.主胰管扩张：主胰管可因肿块推挤出现中断、扭曲、扩张、移位。多见于胰头癌。B.胆道扩张：胰头部肿瘤或肿大淋巴结可压迫或侵犯胆总管而使胆道梗阻，表现为胆囊、胆总管、肝内胆管明显扩张，其远端中断于胰头部肿块内。C.血管受压征象：肿瘤生长较大时，邻近血管可出现推移、挤压或变形。胰头部肿块可压迫下腔静脉、门静脉及肠系膜上静脉；胰尾部肿块可压迫脾静脉、肠系膜上动脉及腹主动脉。D.转移征象：胰腺周围可见肿大淋巴结，表现为单发或多发，圆形或多个融合呈不规则形，低回声，边界清晰或不清晰。肿块可侵犯周围器官，与周围组织分界不清晰。胰腺癌晚期，常有肝转移及腹腔积液的相应声像。

（2）多普勒声像图：较小的胰腺肿块内血流少，超声多不易显示，较大的肿块血流丰富，多普勒超声可于肿块内部及周边检出血流信号。

4. 鉴别诊断

（1）弥漫性胰腺癌与慢性胰腺炎的鉴别要点见表3-9。

表 3-9　弥漫性胰腺癌与慢性胰腺炎的鉴别要点

鉴别点	弥漫性胰腺癌	慢性胰腺炎
胰腺形态	弥漫性增大，轮廓边缘不规则	弥漫性轻度肿大或缩小，轮廓边缘不规则
病变区回声	多呈低回声，可有斑块或团块状高回声	整个胰腺回声增强，回声分布不均匀
主胰管	扩张较明显，可呈囊状扩张；主胰管突然截断征象	一般扩张较轻；无主胰管突然截断征象
胆总管	扩张明显	一般不扩张
附近血管	常有受压迫征象	一般无受压征象
转移	可早期转移至肝及周围淋巴结	无转移

（2）胰头癌与胰头局限性慢性胰腺炎的鉴别要点见表3-10。

表 3-10　胰头癌与胰头局限性慢性胰腺炎的鉴别要点

鉴别点	胰头癌	胰头局限性慢性胰腺炎
胰腺形态	胰头部增大，轮廓较清晰	胰头可增大或正常，轮廓不清
胰头回声	肿块呈不均匀性中、低回声；邻近胰腺回声稍低或正常	胰头呈不均匀性中、低回声；邻近胰腺回声也不均匀
肿块	胰腺头部明确肿块	无明确肿块，为整个胰头病变
主胰管	呈一致性扩大，管腔可距十二指肠较远处突然截断	呈不规则性轻度扩大，主胰管可通过病变区，无中断现象
胆总管	扩张明显	可轻度扩张

（3）胰腺癌与腹膜后肿瘤鉴别：根据胰腺定位标志，从血管走行方向，腹腺癌与腹膜后肿物鉴别并不困难。腹腺癌位于脾静脉和肠系膜上动、静脉的前方。

而腹膜后肿瘤位于腹主动脉周围，常位于脾静脉之深部。

（4）胰头癌与壶腹癌的鉴别要点见"壶腹癌"章节。

（四）壶腹癌

壶腹癌主要是指来源于壶腹部及其周围组织的上皮类恶性肿瘤，包括十二指肠乳头部癌、胰管末端癌、壶腹部癌和胆总管下端癌。其生物学行为较胰腺癌好，术后 5 年生存率为 33%～ 55%。

1. 病理

壶腹癌病理组织学可分为腺癌、乳头状腺癌、黏液腺癌与未分化癌，以腺癌和乳头状腺癌多见，黏液腺癌与未分化癌少见。

2. 临床表现

多见于 40 岁以上男性，因壶腹部解剖特点，临床较早出现黄疸，且进行性加重。常见临床表现有持续性上腹痛、消化道出血、贫血、食欲缺乏、恶心、呕吐及脂肪泻等，查体可有胆囊肿大。

3. 超声声像图

（1）直接征象壶腹癌肿块多较小，位于胰头与十二指肠之间，多呈低回声，形态呈圆形或不规则形，边界不清。如癌肿向胰头浸润，胰头部增大，显示为胰头癌声像表现。超声能显示的肿块内部彩色多普勒显像可探及血流信号。

（2）间接征象。

①胆道扩张：胆囊增大，肝内、外胆管弥漫性扩张，胆管内可有胆泥沉积和结石声像。

②胰管扩张：主胰管全程扩张，内径 > 0.3cm，内壁光滑。

③腹腔腹膜后单发或多发肿大淋巴结。

④周围大血管受侵犯：肿块与周围大血管分界不清晰。

4. 鉴别诊断

（1）胰头癌与壶腹癌相比，壶腹癌的主要特点如下。

①肿块较小即可引起胆道扩张，临床即可出现黄疸。

②肿块为管腔内生性，而不是外压性。

③肿块内血流信号较丰富。

④胰腺肿大不明显，但胰管扩张明显。

壶腹癌与胰头癌的鉴别要点见表 3-11。

表 3-11　壶腹癌与胰头癌的鉴别要点

鉴别点	壶腹癌	胰头癌
黄疸	进行性加重黄疸或有波动	进行性加重黄疸无波动
胃肠道出血	较明显，可早期出现	不明显，晚期可出现
阻塞部位	较低	稍高
胆道扩张	轻或中度	中或重度
胰腺	形态正常	胰头不规则肿块
主胰管	扩张不明显或轻度扩张	扩张明显并有截断现象
下腔静脉	无压迫征象	常受压变形

（2）胆总管下段结石：胆总管结石多嵌顿于壶腹部，表现为强回声光团，后方伴有声影，但由于胆总管下段超声显示率低，胆总管内结石常显示不清，与壶腹部肿瘤鉴别困难，通常需要结合 EUB 或 ERCP 检查明确诊断。

第四章　计算机体层成像

　　CT 是近代快速发展的计算机技术和 X 线检查技术相结合的产物。1971 年，英国 Hounsfield 研制成功第一台头部 CT 扫描机。1974 年，美国工程师 Ledcey 设计了全身 CT 扫描机。1975 年，第一台全身 CT 问世。目前，扫描机在设计和功能上有了很大的改进和发展，在临床上的应用也更加广泛。

第一节　计算机体层成像基本概念

一、体素和像素

　　三维空间上被分割成的最小单位是体素（voxel），二维空间上的最小单位是像素（pixel）。CT 图像是人体某一部位有一定厚度的体层图像。我们将成像的体层按矩阵排列成若干个小的基本单元，这些小单元即为体素，同样，一幅 CT 图像也是由若干个小的基本单元组成，这些小的单元即为像素。

二、CT 值

　　CT 值（CT value）是单位体积对 X 线的吸收系数，是表达组织密度的统一单位，单位为亨氏单位（Hu）。规定水的 CT 值为 0Hu，CT 值最高的为骨皮质，为 1000Hu，CT 值最低的为空气，为 –1000Hu。人体组织的 CT 值介于 –1000 ～ +1000Hu 的 2000 个分度之间（表 4–1）。

表 4-1　正常人体组织的 CT 值（单位：Hu）

组织	平均 CT 值	组织	平均 CT 值
脑	25 ～ 45	肌肉	35 ～ 50
灰质	35 ～ 60	淋巴结	45 + /–10
白质	25 ～ 38	脂肪	–80 ～ –120
基底节	30 ～ 45	前列腺	30 ～ 75
脑室	0 ～ 12	骨头	150 ～ 1000
肺	–500 ～ –900	椎间盘	50 ～ 110
甲状腺	100+/–10	子宫	40 ～ 80
肝	40 ～ 70	精囊	30 ～ 75
脾	50 ～ 70	水	0
胰腺	40 ～ 60	空气	～ 1000
肾	40 ～ 60	静脉血液	55 + /–5
主动脉	35 ～ 50	凝固血液	80 + /–10

三、窗宽

窗宽（width）是指图像上包括 256 个灰阶的 CT 值范围。增加窗宽，图像层次增多，组织对比降低

四、窗位

窗位是图像显示过程中代表图像灰阶的中心位置，因此，观察某一组织的结构细节时，应该以该组织的 CT 值为中心进行观察，此中心即窗位。提高窗位，

图像变黑；降低窗位，图像变白。

五、部分容积效应

在同一扫描层面含有两种以上不同密度的物质时，其所测 CT 值是它们的平均值，因而不能如实反映其中任何一种物质的 CT 值，这种现象为部分容积效应。

六、伪影

伪影是指被扫描物体中并不存在而图像中却显示出来的各种不同类型的影像，主要包括运动伪影、高密度伪影和机器故障伪影等。

七、空间分辨率

空间分辨率是指分辨组织结构几何形态的能力。常用每厘米内的线对数或者用可辨别最小物体的直径（mm）来表示。CT 的空间分辨率不如普通 X 线。

八、密度分辨率

密度分辨率是指分辨组织结构密度差别的能力。CT 的密度分辨率较普通 X 线高 10 ～ 20 倍。

九、时间分辨率

时间分辨率是指 CT 设备采集到可以重建出一层完整图像数据所需的时间。时间分辨率越高，器官运动的影响就越小。

第二节 CT 设备及分类

CT 设备主要由扫描机、检查床组成的，CT 设备主要有以下几类：

一、常规 CT

常规 CT 高压发生器置于机架外，通过电缆与 CT 机架内的球管相连。每次扫描，球管都有一个启动、加速、停止的过程，因此扫描速度受限，每次扫描需数秒至数分钟。

二、螺旋 CT

螺旋 CT（SCT）是目前广泛应用的 CT，它与常规 CT 扫描不同。SCT 扫描时，病人躺在检查床上以匀速进入 CT 机架，同时 X 线球管连续旋转式曝光，这种螺旋扫描不再是对人体某一层面采集数据，而是围绕人体的一段体积螺旋式地采集数据，所以亦被称为容积 CT 扫描。它不仅速度快，而且可以重组任意平面或方向的图像，如矢状位、冠状位等，得到真正的三维图像，从而大大提高了其诊断价值。根据 X 线球管的数量，可分为单源螺旋 CT 和双源螺旋 CT；根据探测器的排数，可分为单居螺旋 CT 和多层螺旋 CT，如 16 层螺旋 CT、64 层螺旋CT 等。

三、宝石能谱 CT 和双源 CT 的双能量成像技术

宝石能谱 CT（GSCT）在球管和探测器等方面进行了革新，采用高纯度和高通透度、性能稳定的宝石作为探测器材料，使得宝石能谱 CT 能够在更低的剂量下，获得更为清晰的图像质量，取得更好的空间分辨率和密度分辨率；同时，它独有的能谱栅成像技术，将 CT 诊断从形态学带入功能学领域，从而大大提高了

诊断的准确性。

双源 CT 的双能量成像技术（DSCT）利用两个 X 线球管之间的 X 线能量的不同来获得一组能量不同，解剖相同的图像，这种配对的双能量图像可以用于能量分析及能量减影。

四、电子束 CT

电子束 CT（EBCT）与常规 CT 最大的不同是没有 X 线球管，是由电子枪发射电子束，将电子束打到靶环上产生 X 线。它的特点是扫描速度快，在心血管成像中有独到之处。但是由于价格昂贵，限制了它的使用。

第三节　CT 检查技术

一、CT 平扫

CT 平扫是指不用对比剂的扫描。

二、CT 增强扫描

CT 增强扫描是指血管内注射对比剂后的扫描，目的是提高病变组织同正常组织的密度差异，根据注射对比剂后扫描方法的不同，可分为常规增强扫描、动态增强扫描或多期增强扫描。

三、CT 血管造影

CT 血管造影（CTA）是指静脉注射对比剂后，在靶血管内对比剂浓度达到高峰的时间内，进行 SCT 扫描，经计算机重建成靶血管数字化的立体影像。

四、CT 灌注成像

CT 灌注成像（perfusion CT）主要反映组织微循环的血流灌注情况，是一种功能成像。主要用于脑梗死及缺血半暗带的判断，也用于心、肝、肺、肾病变的诊断。

五、CT 能谱成像

CT 能谱成像（GSI）2009 年底开始应用于临床。CT 能谱成像不但能够获得基物质密度值及其分布图像，还能获得不同 keV 水平的单能量图像。其临床应用研究主要是去除硬化伪影、优化图像质量和对比噪声比、物质定量分析和能谱综合分析。

第四节　CT 的检查具体方法

一、CT 普通扫描

CT 普通扫描是指不用对比剂增强或造影的 CT 扫描，又称 CT 平扫。平扫是 CT 扫描最基本的扫描方式。CT 检查一般先做平扫，根据扫描结果必要时再做其他扫描方式。

（一）非螺旋 CT 扫描

非螺旋 CT 扫描常称轴位扫描或序列扫描。扫描时，检查床载被检者位置不变，球管与探测器系统在曝光的同时围绕人体旋转一圈扫描一个层面，该层面扫描结束后，检查床载被检者移动到下一层面再进行扫描。球管围绕被检者旋转的运行轨迹成一个个独立的圆形。

非螺旋 CT 扫描管电压通常为 120 ～ 140kV，管电流 70 ～ 260mA，扫描时间 6 ～ 20 秒，矩阵 512×512，层厚 5 ～ 10mm，层距 5 ～ 10mm，连续扫描。标准算法、软组织算法均可。非螺旋 CT 扫描对 CT 机没有特殊要求，在非螺旋 CT 机和螺旋 CT 机上都可实施。

非螺旋 CT 扫描速度慢，不利于被检者制动，但是其数据没有螺旋 CT 数据的插值，图像信噪比高，质量好，因此经常在某些不需快速扫描的检查部位时使用。颅脑、椎间盘的常规扫描常选用非螺旋扫描。

（二）螺旋 CT 扫描

螺旋 CT（HCT）有单层螺旋 CT 和多层螺旋 CT。螺旋 CT 扫描机采用滑环技术，球管与探测器系统在曝光的同时围绕人体单向连续旋转，同时检查床载被检者单向连续移动，球管围绕被检者旋转的运行轨迹成螺线形。螺旋 CT 采集的不是一个层面的数据，而是一个器官或一个部位的纵向连续的扫描数据，因而这种扫描方法又被称为容积扫描。螺旋 CT 扫描的速度较非螺旋 CT 大幅度提高，一次屏气大多可完成规定区域的扫描任务，同时减少了呼吸伪影，避免了漏扫。对于连续容积扫描数据，可进行任意的回顾性图像重建、重组，无层间隔大小的约束和重组次数的限制，提高了后处理技术中的多平面和三维成像图像的质量。

SCT 扫描一般管电压为 80 ～ 140kV，管电流为 50 ～ 450mA，扫描时间最长可连续曝光 100 秒，层厚通常在 1 ～ 10mm。

多层螺旋 CT（MSCT）一次采集可同时获得多层 CT 图像，包括双层、4 层、8 层、16 层、64 层、320 层等。

多层螺旋 CT 的特点有以下几点。

（1）宽探测器结构。MSCT 探测器排数为多排，球管旋转一周可完成更多层面的容积数据采集并重建出更多层面的图像。

（2）具有先进的旋转方式，有电机皮带驱动、磁悬浮等。

（3）使用大容量 X 线球管。

（4）X 线束为锥形束，根据拟采集的层厚选择锥形束宽度，激发不同数目的探测器，实现一次采集获得多层图像。

（5）采集层厚薄。MSCT 采集层厚可达亚毫米级，提高了后处理图像的质量。

（6）使用大容量高速计算机处理数据。随着 MSCT 采集到的原始数据量大为增加。采用大容量计算机使处理速度相应加快，重建时间更短，图像后处理更快捷。

MSCT 的临床应用范围比单层螺旋 CT 有了进一步扩展，它除具有单层螺旋 CT 的优点外，还有以下优势。

（1）同层厚时的扫描速度提高。有利于进行血管检查、胸腹部的检查和对急、重症被检者的检查。

（2）检测效率提高。MSCT 将单层螺旋 CT 中纵向扫描层面两侧被浪费的 X 线用来采集数据，提高了 X 线的利用率。整个器官或一个部位一次屏息下的容积扫描，不会产生病灶的遗漏。

（3）CT 图像质量提高。MSCT 扫描时获取的容积数据，具有较高的纵向分辨力，减少了容积效应和运动伪影。

（4）图像后处理质量提高：MSCT 在相同扫描时间内可获得范围更长或范围相同但层面更薄的容积数据，并且可任意地、回顾性重建，获得更加清晰、直观、逼真的后处理图像。

（5）同层厚时 X 线剂量减少。MSCT 对射线的利用率较高，减少了 X 线管的负荷，降低了 X 线管的损耗。

经过 20 年的发展，MSCT 无论从硬件技术，还是软件功能等方面均有了很大的提高，并在许多临床应用方面显示出优势，如心脏和冠状动脉成像、脑血管成像、CT 灌注成像、智能血管分析以及骨关节容积重组等。

（三）双源 CT 扫描

双源 CT（DSCT）是 2005 年推出的新型 CT 扫描仪，它的基本结构秉承了多层螺旋 CT 的设计，但在 X 线球管和探测器系统做了大胆的创新，由沿袭使用的一个球管、一组探测器系统，改变成了双球管和双探测器系统，两套采集系统同置于扫描机架内，成 90° 角排列，两个球管既可同时工作，也可分别使用。当心脏成像、双能减影和全身大范围扫描时，可采用两个球管同时工作，一般的扫描可只用一组球管探测器系统工作。

双源 CT 进一步提高了扫描速度和时间分辨力，对心脏的 CT 检查具有明显的优势，减小了对心率的依赖。双源 CT 的两个球管设置不同的千伏值时，发射不同的能量，还可以进行双能量成像。

（四）薄层扫描

薄层扫描是指层厚 < 5mm 的扫描方法。目前应用非常广泛，一般采用 1 ~ 5mm。在普通 CT 机和螺旋 CT 机上都可实施，平扫和增强扫描均可，主要优点是减少部分容积效应。薄层扫描的主要用途有以下几个方面。

（1）较小组织器官如鞍区、颞骨乳突、眼眶、椎间盘等，常规用薄层平扫。

（2）检出较小病灶，如肝脏、肾脏等的小病灶，胆系和泌尿系的梗阻部位等，在普通扫描的基础上加做薄层扫描。

（3）一些较大的病变，为了观察病变的内部细节，局部可加做薄层扫描。

（4）拟进行图像后处理，最好用薄层螺旋扫描，扫描层面越薄，重组图像的质量越高。薄层扫描因层面接受 X 线光子减少，信噪比降低，图像质量有所下降。为保证符合诊断需要的图像质量，通常需增大扫描条件。目前最薄的扫描可达亚毫米扫描，即小于 1mm 层厚的扫描。从诊断意义上讲，1mm 以下的薄层层面信息主要用于图像后处理重组。

（五）连续扫描、重叠扫描、间隔扫描

根据层距和层厚的关系，分为连续扫描、重叠扫描、间隔扫描。若层距与层厚相等，则为连续扫描（也称序列扫描），各层之间既无间隙，也无重叠；若层距大于层厚，则为间隔扫描，部分层面组织未被扫描；若层距小于层厚，则为重叠扫描，层面相邻部分重复扫描。CT 检查常规使用连续扫描，肺高分辨扫描通常使用间隔扫描，重叠扫描通常指非螺旋 CT 而言，现已少用。

（六）靶扫描

靶扫描是指对较小的感兴趣区进行扫描的方法，又称放大扫描、目标扫描。通常对检查部位先行普通扫描，利用此扫描图像确定感兴趣区，缩小扫描视野后进行的扫描。靶扫描图像增加了感兴趣区的像素数目，提高了空间分辨力。多层螺旋 CT 通常采用扫描后小视野、大矩阵重建的方式减小像素尺寸，提高空间分辨力。

靶扫描主要用于小器官和小病灶的显示，如垂体、内耳、肾上腺、肺内孤立结节的扫描。对 CT 机没有特殊要求，扫描条件与普通扫描相同。

（七）高分辨力 CT 扫描

高分辨力 CT（HRCT）是使用较高的 X 线剂量进行薄层扫描，大矩阵、骨算法重建图像，获得具有良好的空间分辨力 CT 图像的扫描方法。有时还采用小视野重建图像。管电压 120 ~ 140kV，管电流 120 ~ 220mA，层厚 1 ~ 2mm，层距可视扫描范围大小决定，可无间隔或有间隔扫描，矩阵通常 512×512，选用骨算法重建。此方法突出优点是具有良好的空间分辨力，主要用于小病灶、小器官和病变细微结构的检查。如肺部 HRCT，能清晰显示以次级肺小叶为基本单位的肺内细微结构，有助于诊断和鉴别诊断支气管扩张，肺内小结节、弥漫性间质性病变等。也可用于检查内耳、颞骨乳突、肾上腺等小器官。HRCT 扫描因层厚小，需使用高的曝光条件。

（八）定量扫描

定量 CT（QCT）是指利用 CT 检查来测定某一感兴趣区内特殊组织的某一种化学成分含量的扫描方法。依 X 线的能级分单能定量 CT 和多能定量 CT。用于测定骨矿物质含量，监测骨质疏松或其他代谢性骨病被检者的骨矿物质密度。扫描时在被检者胸腰椎下面放置标准密度校正体模，体模内含数个已知不同密度的溶液或固体参照物。扫描后测量各感兴趣区的 CT 值，通过专用软件，与参照密度校正并计算出骨密度值。

（九）低剂量 CT 扫描

低剂量 CT 扫描：低剂量扫描指在保证诊断要求的前提下，降低扫描 X 线剂量进行 CT 扫描的方法，可以降低被检者 X 线吸收剂量，并且减少球管损耗。随着 MSCT 技术的不断发展，LDCT 在成人胸部健康体检、肺癌普查、肺小结节病变随访、眼眶、鼻窦及儿童颅脑中的应用越来越受到重视并发挥很大的作用。

（十）双能量成像

利用双源 CT 两种不同的能量采集的数据进行处理，实现组织结构的减影、识别等的 CT 技术称为 CT 双能量成像。双能量成像开辟了 CT 临床应用的新领域。双源 CT 可利用两个 X 线球管发射不同的能量（即设置不同的千伏值，如

140kV 和 80kV），两种不同的能量对不同的组织的衰减值不相同，如某被检者在 80kV 时，骨骼的 CT 值为 670HU，对比剂为 296HU；当能量提高为 140kV 时，骨骼的 CT 值降低为 450HU，而对比剂降低为 144HU。利用两种不同的能量，DSCT 可对血管增强与骨骼进行直接减影；可对某些组织如肿瘤组织进行特征性识别；可对人体的体液成分进行识别；可对人体不同成分的结石进行鉴别。此外，还在四肢韧带、肌腱和软骨的显示与疾病诊断方面展现出令人满意的效果。

（十一）CT 透视及 CT 导向穿刺活检

CT 快速连续扫描的同时，进行高速图像重建和连续图像显示，可以达到近似 X 线透视的实时观察图像的效果，称为 CT 透视。CT 透视主要用于 CT 导向穿刺活检。CT 导向穿刺活检是在 CT 引导下，将穿刺针刺入病灶内，进行组织活检、抽吸、注入药物等诊断、治疗的手段。在常规 CT 扫描的基础上，确定出病灶位置，在病灶区对应的体表表面，贴上进针的体表标志，在此区域扫描数层，确定病灶中心层面所对应的体表标志的进针点、进针深度和角度。在 CT 透视扫描下，进针并监视调整进针的方向位置，位置满意后进行组织活检、抽吸、注入药物等临床操作。CT 透视能在 CT 扫描的同时观察针尖的位置与病灶的关系，操作者可以实时、快速、准确地调整穿刺针的方向和深度，与一般的 CT 引导的穿刺相比，明显提高了病灶穿刺活检的准确性，同时能及时发现和处理穿刺过程中的并发症。不足之处在于术者接收 X 线辐射和被检者局部 X 线照射量较大、穿刺针的金属伪影、重建伪影和图像显示延迟等问题有待进一步解决。

二、CT 增强扫描

静脉注射对比剂后的扫描称增强扫描（CE）。其作用是增加组织器官的对比度，临床应用普遍。注射对比剂后血液内碘浓度增高，血管和血供丰富的组织结构含碘量升高，而血供少的组织结构含碘量较低，使组织结构的密度差别增大，正常组织与病变组织之间密度差别增大，有利于病变的显示和区别。

（一）对比剂

1. 对比剂

用于增强扫描的水溶性碘对比剂与 X 线血管造影用对比剂基本相同，多为三碘苯环的衍生物，根据分子结构在溶液中以离子或分子形式存在分为两型，以离子形式存在的称为离子型对比剂，以分子形式存在的称为非离子型对比剂。两种类型均有单体和二聚体之分。离子型单体对比剂渗透压高约 1500 ～ 1600mOsm/kg，非离子型单体对比剂渗透压大约 500 ～ 700mOsm/kg 二聚体对比剂渗透压均比相应单体减半。对比剂的浓度多为 300 ～ 400mgI/mL。

一般使用非离子型对比剂进行 CT 增强扫描。常用的药物有：碘海醇（又名碘苯六醇、欧乃派克）、碘普胺（优维显）、碘佛醇（安射力）、碘帕醇（碘必乐）、碘比醇等。

2. 对比剂毒性不良反应和变态反应

对比剂进入体内，有化学毒性、渗透压毒性、免疫反应、离子失衡、肝肾功能损害等毒性反应，部分被检者还可以发生变态反应，变态反应的临床表现及处理详见造影检查部分。

3. 对比剂的注射方法及用量

对比剂用量一般按体重计算，15 ～ 20mL/kg，儿童用量酌减。根据不同的检查部位、扫描方法、被检者的年龄、体质等，其用量、流速略有不同。

对比剂通常使用静脉团注法通过手背静脉或肘静脉注射。以 25 ～ 35mL/s 的流速快速注入对比剂 80 ～ 100mL，然后进行扫描。其血管增强效果明显，应用广泛。另一种注射方法是快速静脉滴注法，即以 1.5 ～ 20mL/s 的流速将 100 ～ 120mL 的对比剂快速滴注，当注入约一半左右时开始扫描。此方法血管内对比剂浓度维持时间较长，但强化效果不如团注法，不利于时相的选择和微小病变的显示，多用于扫描速度慢的 CT 机，现已少用。

CT 增强扫描通常使用高压注射器准确、匀速地注入对比剂。高压注射器由注射头、控制台、机架和多向移动臂组成，有单筒高压注射器和双筒高压注射器。使用双筒高压注射器时，对比剂和生理盐水分别抽入注射头上的两个针筒内。注射参数可在控制台上进行选择，通常包括注射顺序、注射速度（mL/s）、注射总量（mL）等。血管造影时，在对比剂注射后常需紧接着注射生理盐水 30 ～ 50mL，可以减少高浓度对比剂对上肢血管的刺激、将残留在输液管内的对比剂冲入血管，以及迅速推移静脉内的高浓度的对比剂以免造成放射状伪影。

（二）增强扫描的方法

1. 常规增强扫描

常规增强扫描是指静脉注射对比剂后按普通扫描的方法进行扫描。

2. 动态增强扫描

动态增强扫描是指静脉注射对比剂后，在极短的时间内对感兴趣区进行快速连续扫描。对比剂通常采用团注法静脉注入。扫描方式有以下几种。

（1）进床式动态扫描，通常使用螺旋 CT，对一组层面或整个脏器连续进行数次增强扫描。

（2）同层动态扫描，可选病灶的最大层面或感兴趣层面，对该层面连续进行多次扫描。

动态增强扫描可以获得动脉早期、动脉期、静脉期、静脉晚期等不同时相的强化图像。还可以针对多次扫描的同一病灶测定 CT 值，将其制成时间密度曲线，以研究该层面病变血供的动态变化特点，借以诊断及鉴别诊断。

3. 延迟增强扫描

延迟增强扫描是在常规增强扫描后延迟数分钟至数小时再行感兴趣区扫描的方法。此方法作为增强扫描的一种补充，观察组织与病变在不同时间的密度差异，可用于肝脏小病灶的检出及肝癌和肝海绵状血管瘤之间的鉴别及肾盂、膀胱病变的显示等。

4. 双期和多期增强扫描

双期和多期增强扫描是指一次静脉注射对比剂后，分别于血供的不同时期，对欲检查器官进行两次或多次扫描。扫描步骤如以下所述。

（1）根据平扫选择增强扫描范围，设定不同时期的开始时间，扫描条件与平扫相同。

（2）抽取对比剂 80～100mL，生理盐水 30～50mL，建立手背静脉通道。设定高压注射器注射参数。

（3）检查各项参数无误，同时按下注射开始键和扫描键，CT 机即按设置好的起始扫描时间对欲检查器官分别进行两次或多次扫描。

此方法可用于身体各个部位，利用螺旋 CT 机扫描速度快的优势，准确显示不同时期组织器官及病灶的血供特点，提高病灶的检出率和定性能力。各期扫描的扫描时机与脏器血液循环时间有关，另外也受年龄、体质、心肾功能、有无门静脉高压等因素影响，操作中要根据部位的不同，综合考虑各种因素，灵活选定扫描时机，才能获得最佳的增强图像。

（三）增强扫描的应用

增强扫描增加了组织与病变间密度的差别，更清楚地显示病变与周围组织间的关系及病变的大小、形态、范围，有助于发现平扫未显示或显示不清楚的病变；不同的病变显示不同的增强特性，增强扫描可以动态观察某些脏器或病变中对比剂的分布与排泄情况，根据其特点，判断病变性质。如肝脏海绵状血管瘤和肝癌的增强扫描表现特点不同，原发性肝癌和肝脏转移性肿瘤的增强特点不同。增强扫描还可以帮助区分病变组织和水肿等继发改变；可以借以鉴别血管结构和淋巴结等其他结构；可观察血管结构及血管性病变。增强扫描得到了广泛应用，目前已成为大部分占位性病变的常规检查手段。

螺旋 CT 尤其是多层螺旋 CT 的广泛应用，提供了更快的扫描速度、更薄的扫描层面，保证了多期扫描的扫描时间更准确；提高了对比剂的利用率，对比剂用量相对减少；在心脏检查时，明显改善了冠状动脉及心脏形态学的显示；在脑、肺、肝及肾脏病变的 CT 灌注成像及功能分析方面也显示出很大的潜能。

三、CT 血管造影

CT 血管造影（CTA）实质是血管的增强扫描，经周围静脉快速注入对比剂后，在靶血管对比剂充盈的高峰期，使用多层螺旋 CT 进行快速连续的薄层扫描，并经重组得到血管的直观图像。

CT 血管造影需要多层螺旋 CT，螺距 0.3 ～ 2，层厚 0.5 ～ 1.5mm，重建间隔 0.5 ～ 1mm，矩阵 512×512，对比剂为碘对比剂，浓度大于 300mgI/mL，经手背静脉或肘静脉团注法注入，注射速度 3.5 ～ 4.5mL/s，注射总量 80 ～ 100mL，对比剂注射后紧接着注射 30 ～ 50mL 生理盐水。开始注射对比剂后，经过一定的延迟时间进行快速薄层扫描。目前较多通过团注追踪智能触发技术自动触发扫描。还可以根据经验值确定延迟时间进行扫描。也可以采用小剂量对比剂预扫描实验确定延迟时间，通常使用碘对比剂 20mL，生理盐水 20mL，进行小剂量对比剂同层动态测试，测定靶血管的 CT 值变化，绘制时间密度曲线，根据 CT 值峰值制定出延迟时间。CTA 准确确定扫描时机非常重要，过早扫描会使靶血管的起始段不明显，过晚启动会使靶血管显影浅淡。

多层螺旋 CT 和双源 CT 的薄层、快速扫描给 CTA 提供了设备保证。扫描获得的高空间、高时间分辨率容积数据经重建、重组后可以充分显示血管形态、走形、分布、管腔狭窄与扩张等，并可通过分析软件进行多种分析。CTA 属于无创或微创检查，高质量的 CTA 图像接近血管造影，可以显示 1～4 级，甚至 5 级动脉结构。三维显示立体结构清楚，可以任意角度旋转观察，目前广泛用于全身各大血管，如主动脉、肾动脉、颈动脉、冠状动脉、脑血管等的检查，尤其是冠状动脉病变筛选、斑块评价、支架与搭桥术后随访以及主动脉病变与肺动脉栓塞等病变的检查与诊断方面越来越成为首选检查方法。CTA 的最大局限性在于部分容积效应，使相邻结构间发生密度值的传递及边缘模糊，其诊断准确率、空间和时间分辨率仍不如常规血管造影。随着 CT 扫描技术的不断提高和三维技术软件的不断更新，CTA 技术的应用将更加广泛和普及，在某些大血管病变的诊断而不需要介入治疗的情况下，CTA 有取代 DSA 的趋势。

四、CT 灌注成像

CT 灌注成像（CTP）是指用 CT 同层动态增强扫描来分析局部器官或病变的动态血流变化，并以图形和图像的形式将其显示出来的一种功能性成像技术。CT 灌注成像属于 CT 功能成像技术，原理是经静脉团注对比剂后，在对比剂首次通过受检组织的过程中对选定层面进行快速、连续扫描，而后利用灌注软件测量所获得图像像素值的密度变化，并采用灰度或色彩在图像上表示，最终得到人体器官的灌注图像。需在 MSCT 机上进行扫描，团注水溶性非离子型碘对比剂，并使用专用灌注软件进行处理和分析。CTP 可以获得扫描层面内每一像素的时间—密度曲线（TDC），根据该曲线利用不同的数学模型计算出血流量（BF）、血容量（BV）、相对组织血容量（rBV）、对比剂峰值时间（TTP）和平均通过时间（MTT）等。

BF 是指单位体积组织在单位时间内的血液供应量，与组织器官或病变的血容量、组织耗氧量、静脉引流和淋巴回流状况等因素有关；BV 指某一体积组织内血液的含量；相对组织血容量是指单位体积的相对血液含量；MTT 是指对比剂由供血动脉进入组织并到达引流静脉所需时间的平均值。

CTP 是一种定量的检查方法，目前应用较多的是脑血流灌注，对缺血性脑梗死的早期诊断具有明显优越性；在肿瘤病变的鉴别诊断和分级诊断以及其他方面的应用也具有较好的应用前景。

五、实时增强监视

实时增强监视是指增强扫描时对一定解剖区域的 CT 值进行监视，并根据 CT 值的变动来自动触发预定的扫描程序。实时增强监视并不是一种独立的检查方法，而是增强扫描，尤其是 CT 心脏、血管造影检查的一种辅助手段，它是通过软件来协助实施的，也称团注追踪技术。首先对检查器官进行平扫，然后设定好增强扫描的扫描程序，在靶血管内选定一个监测的感兴趣区并设定 CT 值阈值，开始注射对比剂并延迟一定时间后即对该区进行连续的快速扫描，并监视其 CT 值的变化，当对比剂到达该区时 CT 值会突然升高，达到预定阈值时则会自动触发预定的扫描程序。靶血管常选用主动脉根部或者颈内动脉，注射对比剂开始后延迟的时间常为 5 秒左右，CT 值阈值根据对比剂浓度、用量、注射速度、解剖部位不同而不同，通常在 80 ～ 100HU。当感兴趣区放置不当等原因导致自动触发失败时，需根据情况立即手动启动扫描。

实时增强监视为增强扫描准确掌握扫描时机提供了可能。增强扫描时，从静脉开始注射对比剂到对比剂到达不同器官的动脉期和静脉期的时间不同，且被检者的年龄、性别、体质、心输出量和心率、是否伴有门静脉高压等均会影响对比剂到达各个器官的时间，而根据经验确定开始扫描时间难免产生人为的误差，扫描时机不准确，导致图像诊断信息损失。而实时增强监视则有效地解决了这一难题，可准确地确定开始扫描的最佳时间，使扫描时间与器官组织的增强同步，从而获得高质量的增强图像。

六、PET-CT

（一）工作原理

PET-CT 扫描仪是正电子发射体层摄影（PET）和 CT 有机组合的产物。它基于肿瘤组织的代谢与正常组织的代谢不同，通过正电子药物示踪剂在 PET-CT 显像上反映，是目前诊断肿瘤的强有力的检测手段。这种检测方法无痛、无创伤、能对肿瘤进行早期诊断，在临床中应用越来越普遍。目前应用得最多的 PET 显像剂是放射性核素 18F- 脱氧葡萄糖（18F-FDG）。它是一种正电子糖代谢显像剂，由回旋加速器产生，然后经过化学合成，其显像机制是恶性肿瘤细胞增殖活跃，对能量需求量大，显像剂在恶性肿瘤内浓聚。

检查前，一般需禁食 6 小时，测量血糖 < 7.0mmol/L，静脉注射显像剂，安静休息 60 分钟，排尿后进行检查。先行 CT 扫描，然后进行 PET2D 或 3D 扫描。扫描范围可为部分肢体、头颈躯干部或者全身，必要时可于 1 ~ 2.5 小时后行盆腔延迟显像。PET 图像可以反映病灶生化代谢功能的变化，但是图像空间分辨力低；CT 图像空间分辨力高，解剖结构显示精细；PET/CT 除了分别获得 PET 图像和 CT 图像外，还可以将二者图像融合，优势互补，大大提高了诊断价值。肿瘤的放射性摄取程度可通过图像观察，也可通过测量标准摄取值（SUV）判断。

PET-CT 中的 CT 扫描主要具有两项基本功能。

（1）采用低辐射剂量技术进行局部和全身 CT 扫描，对检查部位的病灶进行准确定位。

（2）采用 X 线对 PET 图像进行衰减校正以提高 PET 图像的分辨率、缩短检查时间。

（二）临床应用

PET-CT 目前在临床上主要应用于肿瘤、心血管系统疾病和神经系统疾病 3 个方面。

1. 在肿瘤疾病中的应用

肿瘤的诊断与鉴别诊断，尤其在恶性肿瘤早期发现、隐匿性转移和复发灶上有较高的临床价值；提供恶性肿瘤准确的分期和分级，为制订治疗方案提供可靠的依据；鉴别诊断治疗后肿瘤的变化，如瘢痕、放射性坏死与肿瘤复发残余，并对肿瘤治疗的疗效进行评估；为不明原因的转移性肿瘤寻找原发病灶；为恶性肿瘤放疗提供准确的定位。

2. 在心血管系统中的应用

冠心病的诊断和监测，心肌存活率测定，引导导管介入手术，心肌病的辅助诊断等。在冠心病的诊断中，PET-CT 的 CT 技术重点在心脏冠状动脉成像、冠状动脉钙化定量分析以及心功能的计算，而 PET 成像的重点是心肌血流灌注，心肌代谢以及心室功能研究，这些信息的结合可以全面了解血管状况与心肌血流灌注之间的关系、心肌血流代谢灌注的心肌存活情况以及心室功能状况等信息。

3. 在神经系统疾病中的应用

多用来研究脑缺血和梗死时的一些参数，包括局部脑血流、局部脑氧代谢率、局部脑氧摄取分数、局部脑血流容积等。

参 考 文 献

[1] 谢艳美 . 现代全科医学与护理 [M]. 天津：天津科学技术出版社，2020.

[2] 赵春善 . 全科康复医学理论与临床实践探究 [M]. 北京：中国科学技术出版社，2020.

[3] 吴浩，吴永浩，屠志涛 . 全科临床诊疗常规 [M]. 北京：中国医药科技出版社，2018.

[4] 崔天国，杨冬，冯鹏 . 全科医师手册 [M]. 郑州：河南科学技术出版社，2018.

[5] 李雪萍，焦东平 . 全科医学基础 [M]. 世界图书出版公司，2019.

[6] 赵岩 . 全科医学概论 [M]. 中国纺织有限公司，2019.

[7] 王家骥 . 全科医学概论 [M]. 北京：人民卫生出版社，2019.

[8] 王静，任菁菁 . 全科医学导入式诊疗思维 [M]. 北京：人民卫生出版社，2018.

[9] 刘玉森 . 超声诊断学 [M]. 北京：科学出版社，2019.

[10] 喻红霞 . 新编临床超声诊断 [M]. 长春：吉林科学技术出版社，2019.

[11] 周亚丽 . 现代超声诊断基础与应用 [M]. 科学技术文献出版社，2019.

[12] 冉张申 . 临床超声影像诊断学 [M]. 长春：吉林科学技术出版社，2019.

[13] 翟宁 . 影像学基础与诊断要点 [M]. 北京：科学技术文献出版社，2020.

[14] 李明臣 . 现代心内科疾病临床治疗学 [M]. 长春：吉林科学技术出版社，2018.